リハビリ
ポケットブック
臨床評価ガイド

Rehab Notes
A Clinical Examination Pocket Guide

Ellen Z. Hillegass

監訳 清水ミシェル・アイズマン
県立広島大学名誉教授
甲南女子大学教授・看護リハビリテーション学部理学療法学科

訳 坂口　顕
(五十音順) 兵庫医療大学講師・リハビリテーション学部理学療法学科

島谷康司
県立広島大学講師・保健福祉学部理学療法学科

田坂厚志
興生総合病院リハビリテーション科

長谷川正哉
県立広島大学保健福祉学部理学療法学科

医学書院

■原著者
Ellen Z. Hillegass, PhD, PT, CCS, Donwoody, Georgia

Authorized translation of the original English
language edition
"Rehab Notes—A Clinical Examination Pocket Guide"
by Ellen Z. Hillegass
The original English language work has
been published by F. A. DAVIS
Philadelphia, Pennsylvania, U.S.A
Copyright ©2007. All rights reserved.
©First Japanese edition 2009
by Igaku-Shoin Ltd., Tokyo

Printed and bound in Japan

リハビリポケットブック－臨床評価ガイド

発　行　2009年10月1日　第1版第1刷

監訳者　清水ミシェル・アイズマン

発行者　株式会社　医学書院
　　　　代表取締役　金原　優
　　　　〒113-8719　東京都文京区本郷1-28-23
　　　　電話　03-3817-5600(社内案内)

印刷・製本　アイワード

本書の複製権・翻訳権・上映権・譲渡権・公衆送信権(送信可能化権を含む)は㈱医学書院が保有します.

ISBN 978-4-260-00765-8　Y2800

JCOPY 〈㈳出版者著作権管理機構　委託出版物〉
本書の無断複写は著作権法上での例外を除き禁じられています.
複写される場合は,そのつど事前に,㈳出版者著作権管理機構
(電話 03-3513-6969, FAX 03-3513-6979, info@jcopy.or.jp)の
許諾を得てください.

監訳者の序

 原書との出会いはカナダで開催された学会でした．持ち運びができ，閲覧しやすいスタイルは，評価を必要とするリハビリテーション関連領域にたずさわるすべての医療従事者に役に立つのでは？ とすぐに感じました．各国で好評を得ているこのリハビリテーションノートを，多忙をきわめる日本のリハビリテーション医療従事者のための本としてぜひ紹介したいと思いました．

 現在，多種多様に分かれ複雑化した医療分野の知識をすべて把握しておくことは非常に困難と思われます．本書は，そんな私たちが患者のための基礎情報をすばやく把握するための手助けとなることでしょう．リハビリテーション関連領域で働く理学療法士，作業療法士，看護師やその他の医療従事者にとって，この携帯用の本が役立つものと思います．

 本書では評価ツール，循環器系や筋骨格系，その他のさまざまな情報を大きく8つに分けてまとめています．

 評価のセクションでは，病歴聴取，リスクファクターの評価，システムレビュー，疼痛評価，正常歩行パターン，加齢による影響，虐待の徴候，必要な栄養指標など，数多くのデータが紹介されています．

 心肺のセクションでは，聴診の解釈，呼吸評価，呼吸介助，心臓の解剖，異常な心音，血圧，運動時の生理学的反応，循環の評価，浮腫の評価，診断学的検査，運動評価，運動介入など，多くの情報が記載されています．

 筋骨格のセクションでは，スクリーニングのデータ，疼痛評価，関節可動域，筋力評価，神経支配領域，膝の安定性の評価，姿勢評価，歩行分析，日常生活動作の評

価，診断学的テスト，失禁に関する評価，筋肥大を目的とした運動などについて記載されています．

神経筋の評価のセクションでは，脳神経の機能，神経運動発達，主要な筋群の神経支配，皮膚反射，痙性のグレード，筋緊張の定義，小児の反射検査，感覚検査，関連痛の特徴，バランス評価，記憶の評価，自律神経検査，認知機能の評価，診断学的検査，神経筋に対する介入，コミュニケーション障害などについて紹介されています．

皮膚の評価に関するセクションもあり，熱傷の診断と合併症，褥瘡の分類と危険因子，皮膚の問題，介入，ポジショニング（良肢位）などについて記載されています．

検査のセクションでは，生化学検査値とその意味，リハビリテーションの影響，内臓機能の検査，血液学的データなどが紹介されています．

薬剤のセクションでは，さまざまな現行の薬剤とそれらの適応，作用と副作用，使用上の注意と禁忌について記載されています．

リファレンスとインデックスのセクションは患者/クライアントの管理，臨床における問題解決，書類記載の原則，アウトカムツールについて詳述されています．

なお，翻訳にあたって，原書に記載された内容やデータは日本の医療現場で使用されているものに修正しています（例：薬剤や検査データは日本の医療システムに対応させています）．

最後に，惜しみない協力と支援を頂いた F. A. Davis と医学書院に感謝します．

日本の医療従事者のために本書を出版する機会に恵まれたことを大変光栄に思い，すべての人にとって有効かつ有用であることを望んでいます．

2009 年 8 月

清水ミシェル・アイズマン

目次

翻訳担当

評価	島谷　康司	1
心肺	田坂　厚志	33
筋骨格	坂口　顕	83
神経筋	長谷川正哉	127
皮膚	島谷　康司	171
検査	長谷川正哉	197
薬剤	坂口　顕	221
参考資料	田坂　厚志	243

索引……253

評価

島谷康司

患者の背景

人口統計
年齢, 性, 人種, 民族性

一般の健康状態
自己または家族のサポート
記憶/抑うつ状態/不安/移動能力

社会歴/健康習慣
家族環境
体力
喫煙/飲酒/薬物使用

主訴
現状の問題点/紹介理由
症状の発現および説明

既往歴/手術歴
合併症
過去の入院歴および手術歴

家族歴

職業/余暇活動
現職/前職
関心のあるレクリエーション

薬物
現在の服薬状況
アレルギー

機能的な状態/活動レベル
現在/過去のセルフケア状態(ADL)
家事全般
必要とされる介助量

成長と発達
発達歴

他の臨床検査
臨床検査/診断的検査

住居環境
退院先
生活環境:階段など
入手可能な補助具および装置

主訴および症状

- ■ 症状発現の経緯
- ■ 症状の持続期間
- ■ 症状の増悪因子
- ■ 症状の軽減因子
- ■ 関連症状

一般の人口統計

- ■ 年齢
- ■ 性別
  - ■ 男性　　■ 女性
- ■ 人種
  - ■ 白人　　■ アフリカ系米国人
  - ■ ヒスパニック　　■ アジア人　　■ その他
- ■ 母(国)語
  - ■ 英語　　■ 日本語　　■ 中国語
  - ■ スペイン語　　■ フランス語　　■ ドイツ語
  - ■ その他
- ■ 教育水準
  - ■ 高校卒業　　■ 大学卒業　　■ 大学院修了

社会的/環境背景

- ■ 家族/介護者の援助
- ■ 社会的支援
- ■ 生活環境
    - ■ 一軒家
    - ■ アパート/マンション
    - ■ 高齢者の独居生活
    - ■ 介護生活
    - ■ 介護施設
    - ■ その他
- ■ 退院先
    - ■ 入院前と同じ
    - ■ 入院前と異なる
- ■ 社会的習慣
    - ■ 飲酒の有無　あり　なし
      「あり」の場合：回数/週 _____
    - ■ 喫煙の有無　あり　なし
      「あり」の場合：本数/日 _____
    - ■ 喫煙経験　あり　なし
    - ■ 喫煙経験がある場合　本数/日×年数 _____
    - ■ 違法薬物使用の有無　あり　なし
- ■ 体力：定期的な運動の実施　あり　なし

雇用/職業

- ■ 現在の仕事　あり　なし
- ■ 正社員/パート/その他 _____
- ■ 職業： _____
- ■ 退職者　はい　いいえ
- ■ 退職者の場合，前の職業： _____
- ■ 余暇活動：リスト

_____
_____
_____
_____

| 評価 | 心肺 | 筋骨格 | 神経筋 | 皮膚 | 検査 | 薬剤 | 参考資料 |

過去の治療歴(手術などを含む)

- ■入院の既往
- ■手術の既往
- ■既往歴
- ■過去に問題となった医学的状態
  - ■心血管
  - ■筋骨格
  - ■内分泌/代謝
  - ■神経筋
  - ■胃腸
  - ■産科
  - ■泌尿生殖器
  - ■心理
  - ■婦人科
  - ■肺
  - ■皮膚

家族歴

- ■心血管疾患(狭心症,心臓発作,脳卒中,心不全,末梢血管疾患)の家族歴 _____
  - ■最初の診断年齢 _____
- ■糖尿病の家族歴 _____
- ■がんの家族歴/がんのタイプ _____
- ■その他の家族歴 _____

機能的な状態

- ■現在および過去におけるセルフケアの状態,および家事全般(ADL)
- ■仕事
- ■自立
- ■セルフケアまたは家事全般のために援助を必要とする
- ■介護への依存度

薬物

- ■現病の治療を目的とする薬物療法
- ■現病以外の治療を目的とする薬物療法

危険因子のアセスメント：転倒，心疾患，肺疾患，皮膚の問題，深部静脈血栓症

転倒の危険因子

加齢変化	薬物治療
筋力↓ バランス↓ 固有受容器障害または知覚障害 筋反応時間の遅れ/反応時間の延長	抗高血圧薬 鎮静催眠薬 抗うつ薬 抗精神病薬 利尿薬 麻薬 4種類以上の薬物の使用

環境	病的状態
薄暗い照明 カーペット，よれたカーペット，複雑なカーペットデザイン コード群 手すりのない階段，風呂 すべりやすい床 段差などのバリア 履き物(スリッパ) 飲酒	前庭障害 起立性低血圧(特に朝食前) 神経障害 骨関節炎 骨粗鬆症 視覚障害もしくは聴覚障害 心臓血管疾患 尿失禁 中枢神経疾患(脳卒中，パーキンソン病，多発性硬化症)

その他	
高齢者虐待/攻撃 歩行不能状態 歩行の変化(歩幅↓，歩行速度↓) 不安定な姿勢 転倒のおそれ	

| 評価 | 心臓 | 筋骨格 | 神経筋 | 皮膚 | 検査 | 薬剤 | 参考資料 |

心疾患の危険因子

冠動脈疾患（CAD）の危険因子	主要因子＝** 非主要因子＝*	あり＝＋ なし＝− 家族歴＝Fam
高血圧 　収縮期＞140 　または拡張期＞90	**	
喫煙歴（本数/日×年数）	**	
コレステロール↑ 総コレステロール＞200， 　LDL＞160（CADなし） または LDL＞100（CADあり） HDL＜40（男性） HDL＜50（女性）	**	
座位中心の生活様式	**	
家族歴（両親の片方，もしくは両方が，60歳未満でCAD，心筋梗塞または脳卒中と診断された）	**	
糖尿病	**	
ストレス（怒り/敵意）	*	
年齢（高齢者）	*	
肥満またはBMI高値	*	
性別（男性または閉経後の女性）	*	
トリグリセリド高値 　＞150	*	

肺疾患の危険因子

肺疾患の危険因子	あり＝＋ なし＝－
喫煙歴(本数/日×年数)	
職業/環境の要因	
毒性ガス：塩素，化学物質，ホルマリン，農薬，その他	
粉塵：大工仕事，アスベスト，石炭，シリカ	
喘息の家族歴	
α_1-抗トリプシン欠乏	
AIDS/急性呼吸促迫症候群(ARDS)	

褥瘡の危険因子

- 切断
- うっ血性心不全
- 糖尿病
- 栄養失調
- 神経筋機能不全
- 肥満
- 末梢神経に関連した疾患
- 多発性ニューロパチー
- 瘢痕
- 脊髄に関連した疾患
- 手術
- 血管
- 意識障害/昏睡
- 活動レベル↓
- 感覚↓
- 浮腫
- 炎症
- 虚血
- 疼痛

深部静脈血栓症の症状	肺動脈塞栓症の症状
下肢の腫脹	息切れの症状
下肢の熱感と発赤	深呼吸に伴う胸痛
痛み(立位/歩行時に自覚)	血痰の喀出：線状，斑点状

| 評価 | 心肺 | 筋骨格 | 神経筋 | 皮膚 | 検査 | 薬剤 | 参考資料 |

深部静脈血栓症(DVT)の危険因子

DVT を発症しやすい人:
- ■年齢40歳以上
- ■長期間にわたる床上安静(静止)
- ■重度の外傷または麻痺
- ■手術(特に下肢関節または骨盤)
- ■がんとその治療
- ■長距離移動(長期間にわたる静止)
- ■妊娠/出産(ホルモンの変化:出産直後は最も危険性が高まる)
- ■経口避妊薬
- ■ホルモン補充療法
- ■他の循環器または心臓疾患に罹患している

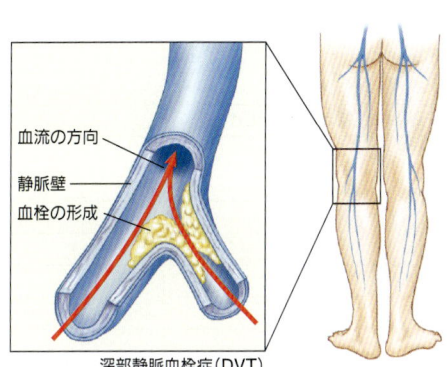

血流の方向
静脈壁
血栓の形成

深部静脈血栓症(DVT)

システムレビュー

心臓血管/肺		正常	異常
安静時血圧(<140/90)			
安静時心拍数(<100 回/分)			
安静時呼吸数(<16 回/分)			
浮腫	■両側性		
	■片側性		
皮膚			
柔軟性(きめ)			
瘢痕化の有無			
皮膚の色			
皮膚のきれいさ			
筋骨格の正常可動域と強さ			
総合可動域	上肢		
	下肢		
総合的な強さ	上肢		
	下肢		
左右対称			
身長			
体重			
BMI			

(続く)

(続き)

神経筋		正常	異常
総合的協調運動			
バランス	■座位		
	■立位		
歩行			
移動			
移乗			
更衣			
運動機能/運動制御			
消化器/泌尿器	■胸やけ,下痢,嘔吐,腹痛		
	■月経不順,妊娠		
	■嚥下障害		
	■膀胱障害		
コミュニケーション/情動/認知/言語/学習形式			
自分の要求を伝える能力			
意識			
感情/行動の反応が予想できる			
学習の選択/教育の必要性/学習障害			
オリエンテーション(人,場所,時間)			
全身状態			
不可解な体重↓または↑			
発熱,悪寒,倦怠感			

検査および測定：システムレビューにおいて詳細なアセスメントが必要な領域

心臓血管および肺

- 酸素摂取量/持久力検査
    - ADL における機能的能力
        - 標準運動機能検査プロトコール—6 分間歩行テスト
- 運動または活動に伴う酸素消費量↑に関連した心臓血管系の症状および徴候
    - 心拍数，リズム，心音
    - 血圧，動脈圧，血流量(超音波ドプラ法)
    - 活動による自覚的運動強度
    - 狭心症，跛行の評価
- 運動または活動に伴う酸素消費量↑に関連した呼吸器症状および徴候
    - 呼吸困難
    - 換気パターン
    - SpO_2
    - チアノーゼ，ガス交換，ガス分析
- 体位変換に伴う生理的反応：自律神経系の反応，中枢・末梢血圧など
- 換気機能に関する呼吸器症状
    - 気道確保
    - 換気フロー，力，容量
    - 音および声音
    - 気道クリアランスの評価
    - 呼吸数，リズムとパターン

神経筋

- 中枢(頭蓋の)神経および末梢神経の統合性
- 筋力測定
- 特異的筋検査
- 胸郭出口症候群の検査
- 神経誘発反応

評価

- ■神経緊張検査
- ■椎骨動脈圧迫
- ■刺激(聴覚,味覚,嗅覚,咽頭,前庭および視覚)への反応
- ■中枢および末梢神経の感覚分布
- ■識別検査
- ■触覚検査
- ■触覚・圧覚検査
- ■温冷覚検査
- ■圧/振動覚検査
- ■巧緻性,協調性,俊敏性検査
- ■筋電図検査
- ■手機能:微細/粗大運動,指の巧緻性
- ■運動パターンの開始,変更および制御
    - ■発達スケール
    - ■体位変換検査
    - ■運動能力検査バッテリー
- ■筋骨格
- ■関節の安定性および可動性
- ■不安定性,圧迫,引き離しテスト
- ■引き出し,すべり,衝突,剪断,外反/内反ストレステスト
- ■関節包内運動
- ■筋力,体力および持久力検査
- ■筋緊張(触診)
- ■筋長,軟部組織伸張度および柔軟性検査
- ■姿勢評価
- ■外皮系
- ■外傷を引き起こす,または軽減する活動,姿勢,体位
- ■皮膚への外傷を引き起こす,または軽減する装置/機器の評価
- ■皮膚特性
    - ■水疱形成
    - ■皮膚炎
    - ■発毛
    - ■皮膚の可動性
    - ■爪の成長
    - ■体温,きめ,弾力

(次のページに続く)

神経筋(続き)

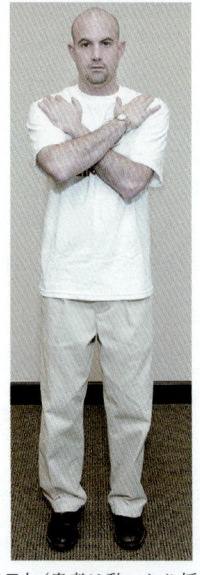

立位バランステスト(患者は動いたり揺れたりせずに姿勢を保てなければならない)

| 評価 | 心臓 | 呼吸器 | 神経筋 | 皮膚 | 検査 | 薬剤 | 参考資料 |

0 1 2 3 4 5 6 7 8 9 10

全く痛みなし　　中等度の痛み　　最もひどい痛み

痛みの評価
(Myers E : RNotes : Nurse's Clinical Pocket Guide, p29, FA Davis Co, Philadelphia, 2003 より)

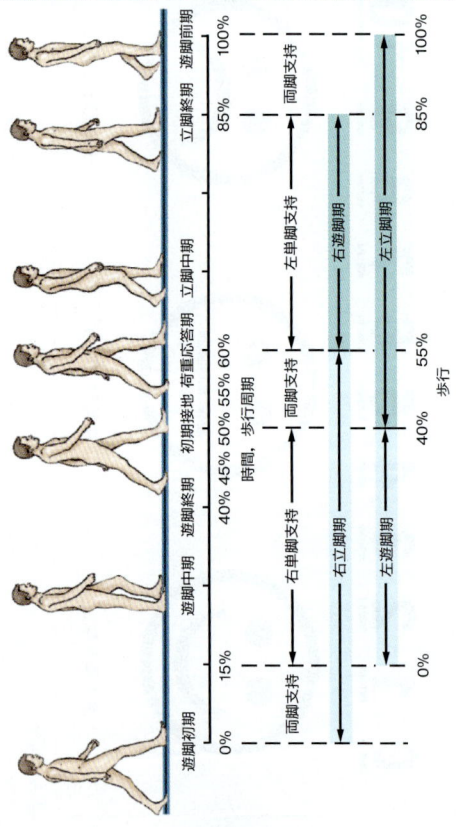

| 評価 | 心肺 | 筋骨格 | 神経筋 | 皮膚 | 検査 | 薬剤 | 参考資料 |

コミュニケーション

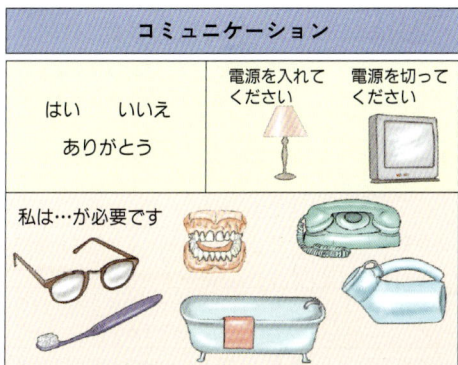

患者との非言語的コミュニケーション

機能評価・機能障害に関する用語と定義

自立	患者は常に，介助者がいなくても，また指示を受けなくても安全に技能を遂行できる
監視	患者には万が一のため手が届く範囲に介助者が必要：介助が必要になる可能性は低い
近位監視	介助者は患者に触れずに常に介助できるような体勢をとる必要がある
最小介助	患者は最小限の介助でほとんどの活動を行うことができる
中等度介助	患者は中等度の介助で一部の活動を行うことができる
最大介助	患者は最大限の介助がなければ日常のあらゆる活動を行うことができない

バランス定義：座位または立位

正常	最大限の外乱に対して姿勢を保持できる
良	中等度の外乱に対して姿勢を保持できる
可	サポートがなくても姿勢を保持できる(短時間)
不可	姿勢の保持に介助が必要
機会なし	姿勢を保持することができない

機能検査		介助
ベッドでの運動能力	両側への寝返り	
	ベッド上で上下する動き	
移動	背臥位↔側臥位↔座る	
	座位↔立位	
	立位での方向転換	
	車いす↔便座	
	車いす↔浴槽	
バランス	座位	
	立位	
	動的	
歩行	補助具が必要	
	補助具なし	

あらゆる集団に関する特別な配慮：警告/指標

ベッド上安静の影響

- 最大酸素摂取量↓
- 血漿量↓
- 赤血球量↓
- 一回拍出量↓
- 最大心拍出量↓
- 筋酸素容量↓
- 起立耐性↓
- 血管運動機能↓
- 高温耐性↓
- 骨格筋の窒素バランス↓
- 筋萎縮
- 筋緊張↓
- 筋の持久力↓
- 骨萎縮
- インスリン感受性↓
- 耐糖能↓
- 血清脂質↑
- 免疫機能の変化
- 腎感染症，深部静脈血栓症，睡眠障害に対する脆弱性↑

加齢の影響　身体機能への影響

最大酸素摂取量↓(有酸素容量)	80歳までに20〜30%↓
心係数↓	80歳までに20〜30%↓
最大肺活量↓	40%↓
肝臓および腎臓機能↓	40〜50%↓
骨量↓	男性において15%↓ (女性における30%↓)
筋力↓	20〜30%↓
関節の柔軟性↓	20〜30%↓
内分泌腺機能↓	40%↓
脊髄軸索数↓	37%↓
神経伝導速度↓	10〜15%↓

がんの早期警告症状(米国がん協会)

- 排便や排尿習慣の変化
- 6週で治癒しない疼痛
- 不正出血 または排液
- 胸部または別の部位の肥厚またはしこり
- 消化不良または嚥下困難
- イボまたはほくろの明確な変化
- 慢性的な咳嗽または嗄声
- 近位筋力↓
- 深部腱反射の変化

他のスクリーニング要件

- あらゆるがんの既往歴
- 1か月以内に約4.5 kgの体重↓
- 恒常的な疼痛(休息または体位変換で緩和しない)
- 夜間の疼痛
- 神経障害の新たな発現
- リンパ節の大きさ,形,柔らかさおよび一貫性の変化,無痛かつ複数か所で所見がある
- 女性における原因不明の胸郭・乳房・腋窩・肩の痛み

| 評価 | 心肺 | 筋骨格 | 神経筋 | 皮膚 | 検査 | 薬剤 | 参考資料 |

がんの種類

種類	原因/部位
腺がん	腺組織
がん腫	上皮組織
神経膠腫	脳, 支持組織, 脊髄
白血病	造血細胞
リンパ腫	リンパ細胞
黒色腫	色素細胞
骨髄腫	プラズマ細胞
肉腫	間葉細胞

がんの病期分類(TNM)

T=腫瘍	N=リンパ節	M=転移
T1=小. 浸潤なし	N0=リンパ節転移なし	M0=遠隔転移なし
T2, T3=中程度	N1~3=中等度にリンパ節転移	M1=遠隔転移あり
T4=大	N4=広範のリンパ節に転移	

糖尿病評価

特性	1型	2型
発症	小児期または青年期	成人, 40歳以上
病因	Langerhans島のβ細胞におけるインスリン産生がない, またはほとんどない	インスリン産生の部分的減少または組織のインスリン感受性低下
治療	インスリン依存性	インスリン非依存性—食事, 運動, 体重減少によってコントロール可能

性別におけるがんの部位別発生率（2005年 米国）

男性		女性	
前立腺	33%	胸部	32%
肺および気管支	13%	肺および気管支	12%
結腸および直腸	10%	結腸および直腸	11%
膀胱	7%	子宮頸	6%
皮膚黒色腫	5%	非ホジキンリンパ腫	4%
非ホジキンリンパ腫	4%	皮膚黒色腫	4%
腎臓と腎盤	3%	卵巣	3%
白血病	3%	甲状腺	3%
口腔および咽頭	3%	膀胱	2%
膵臓	2%	膵臓	2%
その他の部位	17%	その他の部位	21%

性別におけるがんの部位別死亡率（2005 年 米国）

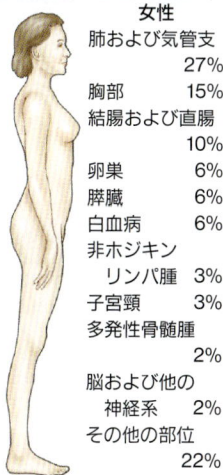

男性
肺および気管支　31%
前立腺　10%
結腸および直腸　10%
膵臓　5%
白血病　4%
食道　4%
肝臓および肝内胆管　3%
非ホジキンリンパ腫　3%
膀胱　3%
腎臓および腎盤　3%
その他の部位　24%

女性
肺および気管支　27%
胸部　15%
結腸および直腸　10%
卵巣　6%
膵臓　6%
白血病　6%
非ホジキンリンパ腫　3%
子宮頸　3%
多発性骨髄腫　2%
脳および他の神経系　2%
その他の部位　22%

低血糖の徴候/症状

自律神経系の徴候/症状	中枢神経系の徴候/症状
衰弱　口腔および 発汗　　指のしびれ 頻脈　　空腹感 動悸　　悪心 振戦　　嘔吐 神経過敏 興奮性	頭痛　　昏睡 低体温 視覚障害 感情鈍麻 錯乱 記憶喪失 けいれん

身体的虐待の徴候

高齢者に対する身体的虐待の徴候および症状
- 挫傷，眼瞼皮下出血，ミミズ腫れ，裂傷と縛った痕
- 四肢・体幹の骨折，頭蓋骨骨折
- 開放創，切傷，穿刺，さまざまな治癒段階の損傷
- 捻挫，脱臼と内部損傷/出血
- 壊れた眼鏡/フレーム，虐待を受けた身体的徴候，拘束された徴候
- 薬物の過量摂取または処方薬の服用不足を示す検査所見
- 高齢者が叩かれたり，蹴られたり，虐待を受けたという報告
- 高齢者の突然の行動変化
- ひとり暮らしの高齢者への訪問を介護者が拒否

小児および青年に対する身体的虐待の徴候および症状
- 原因不明の熱傷，切傷，挫傷またはミミズ腫れ
- 噛まれた痕
- 反社会的行動
- 学校での問題
- 大人に対する恐怖心
- 薬物またはアルコール乱用
- 自傷行為または自殺行動
- 抑うつまたはボディ・イメージの低下

| 評価 | 心肺 | 筋骨格 | 神経筋 | 皮膚 | 検査 | 薬剤 | 参考資料 |

心理的虐待の徴候

- 無気力
- 抑うつ
- 敵意
- 集中力の欠如
- 摂食障害
- 性的行為に対する不適切な関心または知識
- 誘惑的な態度
- 性的なことへの拒絶または自己の性別や身体への拒絶反応
- 悪夢と夜尿症
- 食欲の劇的な変化
- 過剰な服従もしくは過度の攻撃性
- 特定の人物もしくは家族に対する恐怖
- 引きこもり，秘密主義，または抑うつ
- 自殺行為
- 摂食障害
- 自傷行為
- 薬物乱用
- 逃亡
- 抑制された行動
- 不安行動
- 攻撃性

栄養必要量の評価

理想体重に対する割合 _____ BMI _____
体重変化：軽度 _____ 中等度 _____
　　　　　重度 _____
入手可能な検査結果：アルブミン _____
コレステロール：_____
グルコース：_____
薬剤/食物の影響の可能性 _____

コメント/評価 _____

栄養必要量の評価(続き)

栄養的問題の指標	はい	いいえ
著しい体重変化(1年以内に約4.5 kg以上の増減)		
ステロイドの断続的あるいは継続的使用		
BMIが30以上		
最近食行動に変化あり		
食事制限を順守している		
食物アレルギー		
以下に関する問題: 歯		
咀嚼		
嚥下		
消化		
便秘/下痢		
水分摂取量が不十分〔8カップ(1,600 mL)または約450 g/日以下〕		
アルブミン/プレアルブミン低値		

潜在的な摂食困難の警告
- 食事のスピードが遅い
- 呼吸困難
- 食物を吐き出す
- 口腔内感覚過敏
- 頻繁な咳嗽
- 過敏な咽頭反射
- 2か月以上の経管栄養
- 持続的な反射
- 過剰な顎運動
- 異常な筋緊張
- 食事中の顔色の変化
- 固形物への移行の失敗

嚥下障害の警告
- 呼吸困難の既往
- 肺炎
- 筋緊張異常
- 無酸素症
- 外傷性脳損傷
- 人工呼吸器依存
- 無呼吸
- 喘鳴
- 顔色変化
- 食事中または食後の咳嗽
- 排痰困難
- 成長パターンの遅延

BMIの平均値（性・年齢階級別）(2006年)

	男	女
総数	23.39	22.47
15～19歳	21.02	20.74
20～29	22.32	20.67
30～39	23.97	21.53
40～49	24.04	22.20
50～59	23.77	23.05
60～69	23.84	23.39
70歳以上	22.98	23.09

資料：厚生労働省「国民健康・栄養調査」
BMI(Body Mass Index)＝体重kg/(身長m)^2
(厚生統計協会：国民衛生の動向 2008年版．p454，厚生統計協会，2008より)

肥満者（BMI 25以上）の割合（20歳以上）

	男			女		
	1986年	1996年	2006年	1986年	1996年	2006年
20～29歳	13.1	13.5	19.6	6.5	6.7	7.7
30～39	19.3	24.0	34.0	12.3	11.1	12.6
40～49	24.4	27.2	33.7	23.5	20.5	16.4
50～59	24.2	28.1	32.5	29.3	24.4	25.7
60～69	16.6	25.1	33.0	30.4	31.2	28.2
70歳以上	12.5	17.7	23.1	24.1	28.2	26.6

(単位：％)

資料：厚生労働省「国民健康・栄養調査」
(厚生統計協会：国民衛生の動向 2008年版．p82，厚生統計協会，2008より)

患者に対する教育評価のチェックリスト

- ■疾患の理解　　■徴候/症状に対する対応
- ■活動の制限　　■予想される徴候/症状
- ■薬剤に関する知識：指示内容および副作用
- ■緊急受診をするタイミングに関する知識

患者に必要な追加的社会資源

- ■栄養士　　　　■臨床心理士/行動療法士
- ■ケアマネジャー/ソーシャル・ワーカー
- ■その他の専門家

病院/家で適応可能な医療器材の記録

器材	持っている	必要	特別な考慮点
病院用ベッド			
車いす ■手動/電動			
移動 ■杖：一本杖			
4点支持 ■歩行器： 　ピックアップウォーカー 　　■2輪 　　■4輪			
高くなった便座			
シャワー椅子			
シャワー/入浴用スツール			
電動ベッド			
浴室の手すり			
その他			

(続く)

(続き)

車いすおよび住居の寸法	寸法
車いすの寸法	
■全体の高さ	約91〜94 cm
■座席の奥行き	約41〜43 cm
■足乗せ台サポート	約41〜56 cm
■肘掛けの高さ	約13〜30 cm
■床からの座席の高さ	約50〜52 cm
■座席と背もたれの幅	約36〜56 cm
車いすとドアの間隔	最低約91 cm
車いすが回転できるスペース	最低約152〜198 cm
クローゼット：吊るし棚またはタンスの高さ	最高約122 cm
台所の蛇口の高さ	最低約91 cm
浴室	約152×244 cm
浴槽：バスタブ以外の洗い場スペース	約152×76 cm

手技介入

- ■ADLの訓練
- ■有酸素容量/持久力調整もしくは再調整
- ■気道クリアランス法
- ■バランス，協調性および機敏さの訓練
- ■ボディメカニクスと体位安定化
- ■呼吸法　　■協調性，コミュニケーションおよび記録
- ■機器，装置の使用および訓練
- ■電気医療機器による治療
- ■柔軟性運動
- ■セルフケア，在宅整備，職場および余暇活動における機能訓練プログラム
- ■歩行および移動訓練　　■損傷の予防または低減

(次のページに続く)

手技介入(続き)

- 皮膚の治療および保護
- 徒手療法のテクニックおよびモビライゼーション/マニピュレーション
- 神経筋発達訓練
- 患者/クライエント主体の指導
- 物理療法/機械的治療法
- ポジショニング
- 機器,装置の処方,適用および製造
- リラクゼーション訓練
- 骨格筋,呼吸筋の強さ,筋力,持久力を鍛える訓練

(APTA:Guide to Physical Therapist Practice, 2nd ed, American Physical Therapy Association, 2001 より)

予想もしくは期待される結果

- 行動/作業/活動を実行する能力↑
- 必要なセルフケア,在宅整備,仕事などを実行したり再開する能力↑
- 有酸素能力の改善
- 気道クリアランスの改善
- 肺拡張不全の改善
- バランスの改善
- 咳嗽の改善
- 体力の改善
- 持久力↑
- 皮膚の統合性改善
- 浮腫,リンパ水腫または滲出↓
- 仕事あたりのエネルギー消費量↓
- 運動耐性の改善
- 歩行,移動およびバランスの改善
- 健康状態の改善
- 関節の円滑さと関節可動性の改善
- 関節の腫脹,炎症,制限の軽減
- 必要な作業を実施する際の監視レベル↓

| 評価 | 心筋 | 筋骨格 | 神経筋 | 皮膚 | 検査 | 整形 | 参考資料 |

- ■運動機能(運動管理と運動学習の改善)
- ■筋力(強さ,力および持久力↑)
- ■関節アライメントの適正化
- ■身体各部へかかる負荷の最適化
- ■痛みの軽減
- ■補助具を用いて、または用いずに ADL の実施能力↑
- ■身体機能の改善　　　■知覚認識↑
- ■酸素消費量が↑した際の生理的反応の改善
- ■姿勢調節の改善　　　■術前および術後の合併症↓
- ■身体セグメントの動きを質的・量的に改善
- ■関節可動域の改善　　■リラクゼーション↑
- ■2 次損傷のリスク↓　■疾患の危険因子↓
- ■症状の自己管理能力の改善
- ■軟部組織の腫脹,炎症または制限↓
- ■組織灌流と酸素化の機能↑
- ■姿勢保持および活動に対する耐性
- ■理学療法サービスを適切に利用可能にする
- ■医療サービスの利用頻度およびコスト↓
- ■体重負荷状態の改善　　■呼吸の改善

(APTA:Guide to Physical Therapist Parctice, 2nd ed, American Physical Therapy Association, 2001 より)

退院

退院時に評価しておくべき身体計測：急性期のリハビリテーション/熟練した介助/家庭

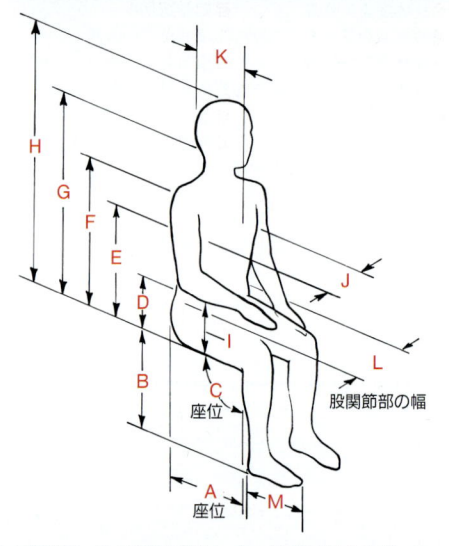

A：座底長，B：座位下腿長，C：膝関節屈曲角度，D：胴囲高，E：座位腋窩高，F：座位肩峰高，G：座位後頭高，H：座位頭頂高，I：座位肘頭高，J：胸部幅，K：胸部厚，L：座位殿幅，M：足長

(Hillegass EA, Sadowsky HS：Essentials of Cardiopulmonary Physical Therapy, 2nd ed, WB Saunders, Philadelphia, 2001 より)

心肺

田坂厚志

聴診

呼吸音	説明・解説
適切な(十分な)音, 間隔(周期), 吸気と呼気の強度:異常な呼吸音なし	正常
呼吸音↓	肺過膨張:慢性閉塞性肺疾患(COPD) 肺低膨張:急性肺疾患 (例:無気肺, 気胸, 胸水)
呼吸音欠如	胸水, 気胸, 肥満, 妊娠第3期の下葉, COPDのような重度の肺過膨張
気管支呼吸音	硬化(肺炎), 気道に隣接した部位の広範囲無気肺
喘鳴(ラ音)	通常の気管支けいれん, 腫瘍, または限局性狭窄に関連した気道への障害物の拡散
クラックル音(水泡音, 捻髪音)	呼気, 吸気ともに雑音が聴取できる場合:分泌物の貯留 吸気のみの場合:無気肺
声音↓	無気肺, 気胸, 胸水
声音↑	硬化, 肺線維症
肺外副雑音:肋膜摩擦音	胸膜炎

発声，咳嗽，痰，呼気の評価	
評価	異常所見とその意味
発声	発生時の呼吸困難 次の呼吸の前に発する単語数を数える 発声のコントロール不全：筋肉組織の衰弱
咳嗽	非効果的：筋組織の弱化と疼痛の評価 分泌物を排出：分泌物および分泌物の慢性化についての評価 激しい咳/けいれん：誤嚥もしくは気管支けいれんの可能性 分泌物の排出はないが持続的：聴診（感染徴候，肺線維症，肺浸潤の評価）
痰	色調の評価 白/透明：非(無)感染 血痰：気管/気管支の炎症，結核，真菌症の可能性 明らかな出血：腫瘍もしくは肺梗塞 継続性の評価 大量：長期的な問題 高粘度，粘液状：急性/増悪，脱水症の可能性あり 泡状：肺の浮腫/心不全 においの評価：気管支拡張症，感染 量の評価：正常または増加の場合は急激な悪化を示す
呼気	悪臭：口内/気道の嫌気性菌感染症 アセトン：ケトアシドーシス

心肺のアセスメント

呼吸の評価

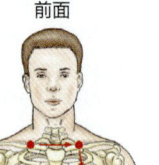

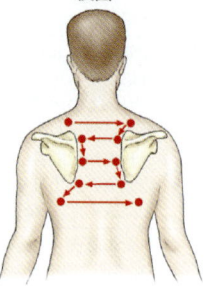

前面　　　　後面

聴診
下記の聴診による誤り(誤聴診)は防がなければならない.
- 衣服の上から呼吸音を聴診すること
- 管(チューブ)をベッドレールまたはガウンにこすりつけること
- 騒がしい部屋で聴診しようとすること
- 胸毛音を肺音と解釈すること
- 聴診しやすい範囲内のみを聴診すること

異常所見とその意味

- "患側"への移動:肺組織↓
  (肺葉切除術, 肺切除)
- "反対側"への移動:
  肺への圧力↑(大量胸水)

人工気管逸脱の所見発見のための触診

■両側の左右対称の欠如：反対側と同様に動作しない部位

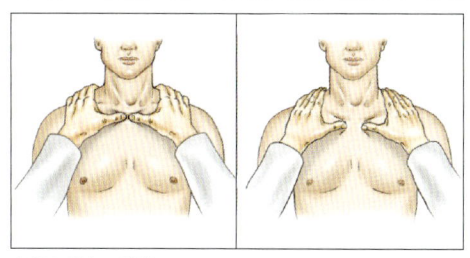

上葉の動きの触診

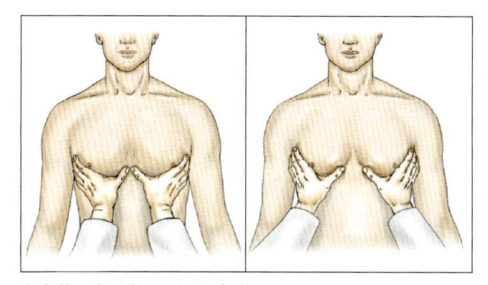

右中葉と左小葉の動きの触診
(2点とも Cherniack RM, Cherniack L：Respiration in Health and Disease, 2nd ed, WB Saunders, Philadelphia, 1972 より改変．エルゼビア出版からの許可による)

(次のページに続く)

異常所見とその意味(続き)

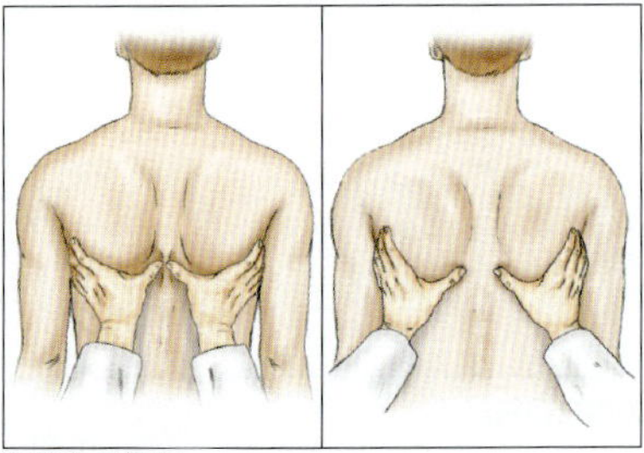

下葉の動きの触診

■斜角筋の筋活動↑，副筋(呼吸補助筋)の使用↑，横隔膜運動の不足は慢性呼吸不全，脊髄損傷，瘢痕化，不良な呼吸メカニズム(呼吸法)などで認められる．

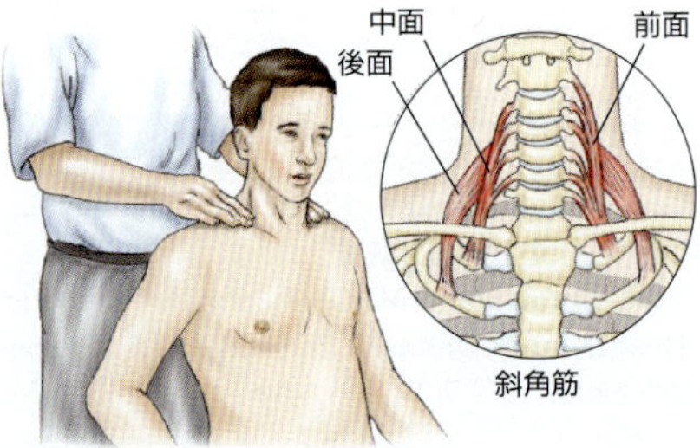

呼吸に伴う斜角筋の動きと触診
(2点とも Cherniack RM, Cherniack L, Naimark A：Respiration in Health and Disease, 2nd ed, WB Saunders, Philadelphia, 1972 より改変．エルゼビア出版からの許可による)

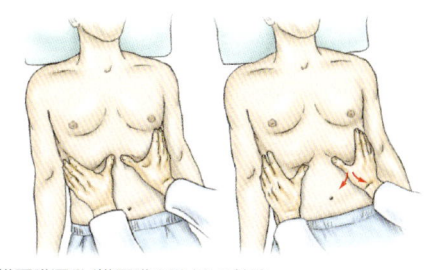

横隔膜運動（横隔膜の動き）の触診

(Cherniack RM, Cherniack L, Naimark A：Respiration in health and disease, 2nd ed, WB Saunders, Philadelphia, 1972 より改変．エルゼビア出版からの許可による)

- ■ 正常の場合，触診では全般的に振動が均一であることがわかる
- ■ 振動↑は分泌物を示す
- ■ 胸壁音の減弱は空気の増加を示す

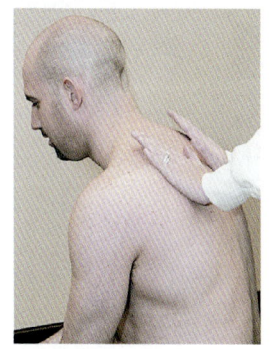

胸壁音確認のための触診（手根部を使用）

（次のページに続く）

異常所見とその意味(続き)

狭心症の痛みを除外する．
- ■骨直上での痛みの増強は骨折を示す
- ■筋直上での痛みの増強は損傷による炎症の所見
- ■深い吸気もしくは触診による不快感の増強は狭心症ではない

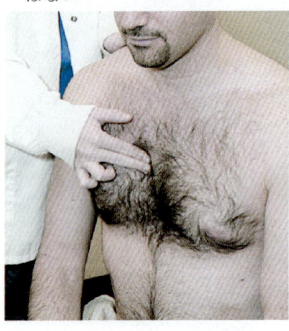

胸壁の痛みまたは不快感を調べるための触診

補助呼吸

酸素投与の方法

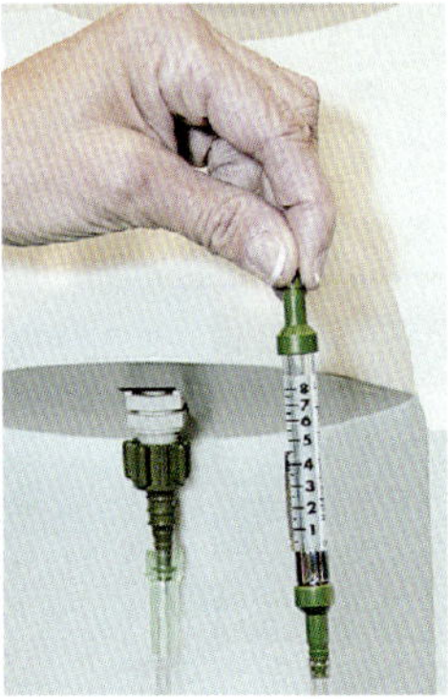

様式：酸素流量計(バルク制御型)
適応：酸素は施設内の壁面から供給される，急性期および高流量で使用
制限/制約：携帯は不可(酸素チューブと鼻カニューレまたはマスクと組み合わせると移動が可能)

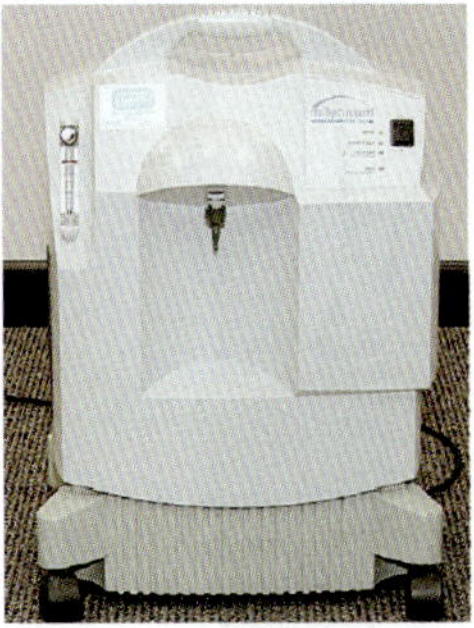

様式：酸素濃縮器(Hシリンダー)
適応：酸素内容量は6,900 L. 在宅または高流量が必要なケースで使用
制限/制約：大きいこと，持ち運びができないこと

(次のページに続く)

酸素投与の方法(続き)

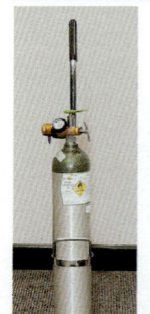

様式：酸素ボンベ
適応：最も広く使用されている
制限/制約：重いこと(約 7.7 kg)，使用しにくいが持ち運びが可能
問題点：高流量で投与すると容量が不足すること

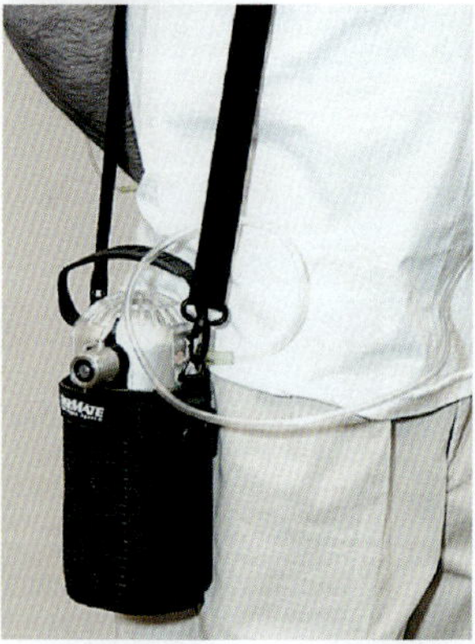

様式：携帯型液体酸素ユニット
適応：携帯して使用するためとても軽量(約 4.5 kg)
制限/制約：高流量で使用すると空になるのが早い

様式：鼻カニューレ
適応：酸素の流量率が 1〜6 L/分の際に使用．吸入気酸素濃度（FiO_2）は 24〜44％で供給する
制限/制約：鼻呼吸ができなければ効果的ではない

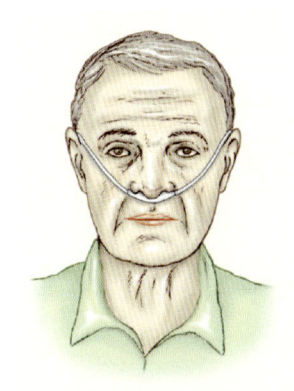

様式：マスク（簡易マスク）
適応：酸素流量 5〜10 L/分で，顔全体に湿った酸素を投与．FiO_2 35〜55％
制限/制約：マスクによる閉所恐怖症，会話が困難（口呼吸の患者には最適）

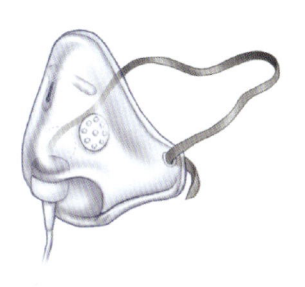

（次のページに続く）

酸素投与の方法(続き)

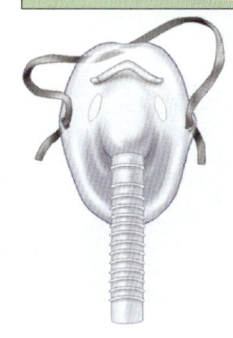

様式：エアロゾルマスク
適応：流量率 10〜12 L/分より多い流量でコントロールする場合．FiO_2 35〜100%
制限/制約：長時間の使用は患者にとって苦痛

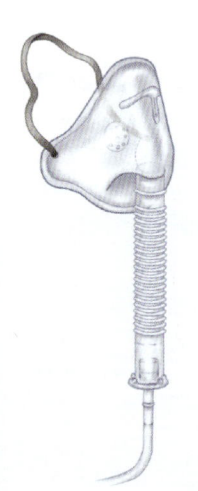

様式：ベンチュリマスク
適応：側面の開口部より室内空気を利用することにより，大量の酸素を投与する．流量率 4〜10 L/分，FiO_2 24〜50%
制限/制約：長時間の使用は患者にとって苦痛

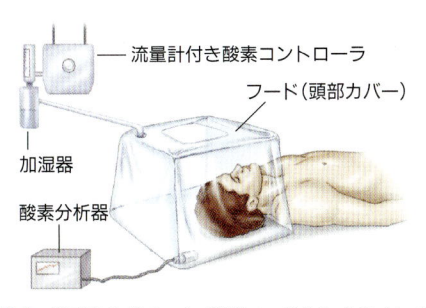

```
                    流量計付き酸素コントローラ
                    フード（頭部カバー）
加湿器
酸素分析器
```

様式：酸素吸入用テント/酸素フードもしくはインキュベータ

適応：小児科でより大量の酸素投与を実施する際に使用する．FiO_2 は流入する酸素の量，テントの大きさ，テントの閉鎖具合により決まる

制限/制約：テントもしくはフードに入ることにより FiO_2 は変化する．身体的な接触が必要な患者には不適当．ネーザル CPAP/BIPAP：補助換気に関しては次の表を参照

補助装置のチェックリスト 集中治療室（ICU）もしくは処置室/手術室		
モニタリング/医療機器	有	無
酸素		
酸素飽和度モニタ		
テレメトリー		
静脈ライン		
動脈ライン		
吸引		
鼻腔栄養/栄養チューブ		
大動脈内バルーンポンプ（補助循環装置）		
人工呼吸器		
その他		

人工換気/補助換気

方法	適応, 対応, 徴候, 裏づけ
強制換気:設定された流量での陽圧呼吸	全呼吸の流量率, 深さ, 回数をコントロールする
補助または補助強制換気:事前に設定した閾値以上の陰圧呼吸(自発呼吸)がない場合, 設定値で陽圧をかける	患者は自発呼吸はあるものの, 呼吸量が不十分(術後ケア, ウィーニング, 気道内圧の過剰を予防, セデーション/筋弛緩薬を使用しないとコントロール困難な患者に使用)
IMV(間欠的強制換気):自発呼吸があってもなくても, 事前に設定した換気量で換気する SIMV(同期式間欠的強制換気):自発的な呼吸によって強制換気を開始する	患者は人工呼吸器回路を通して自発呼吸が可能だが, 事前に設定された間隔で強制換気が行われる SIMVでは気道内圧が高い状態で, より少ない一回換気量を供給する
PSV(圧支持換気):患者の自発呼吸に, 事前に設定した流量を加える	呼吸仕事量を軽減する 術後ケア, ウィーニング, 気道内圧の過剰を予防, セデーション/筋弛緩薬を使用しないとコントロール困難な患者に使用
ネーザルCPAP(持続気道陽圧)	閉塞性睡眠時無呼吸症候群の治療
BIPAP	非侵襲性人工呼吸器:急性肺水腫の呼吸およびバイタルサインの改善(CPAPより即効性がある)
換気:増強/改善 1.吸気持続 2.PEEP(呼気終末期圧) 3.呼気遅延 4.CPAP	1.呼気が始まる前に設定された時間, 圧または換気量を持続する. 無気肺の際に使用 2.呼気の終末に肺胞をより長く開いておくための抵抗 3.呼気に対して加える抵抗 4.患者の自発呼吸のベースライン圧↑

心臓の解剖

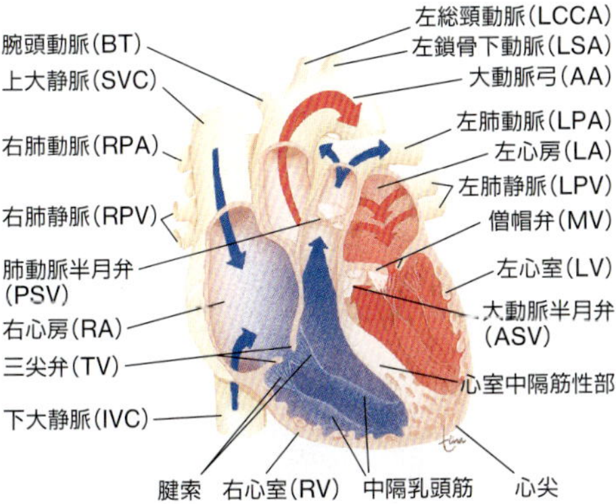

腕頭動脈(BT)
上大静脈(SVC)
右肺動脈(RPA)
右肺静脈(RPV)
肺動脈半月弁(PSV)
右心房(RA)
三尖弁(TV)
下大静脈(IVC)
左総頸動脈(LCCA)
左鎖骨下動脈(LSA)
大動脈弓(AA)
左肺動脈(LPA)
左心房(LA)
左肺静脈(LPV)
僧帽弁(MV)
左心室(LV)
大動脈半月弁(ASV)
心室中隔筋性部
腱索　右心室(RV)　中隔乳頭筋　心尖

心臓の前面像と主要血管
(Scanlon VC, Sanders T:Essentials of Anatomy and Physiology, 4th ed, p262, FA Davis Co, Philadelphia, 2003 より)

(次のページに続く)

心臓の解剖（続き）

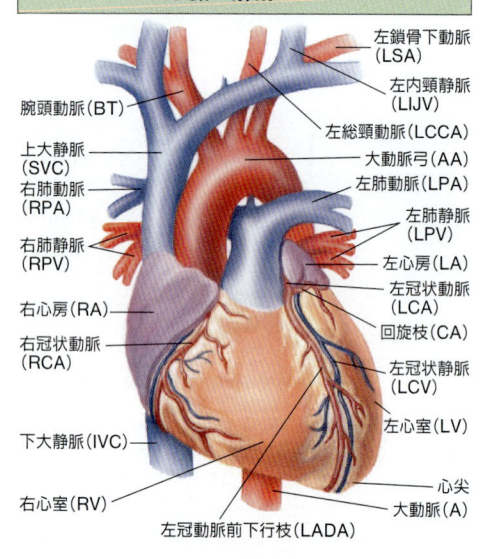

心臓の前面像

(Gylys BA, Wedding ME：Medical Terminology Systems：A Body Systems Approach, 5th ed, p191, FA Davis Co, Philadelphia, 2003 より)

心音の聴診

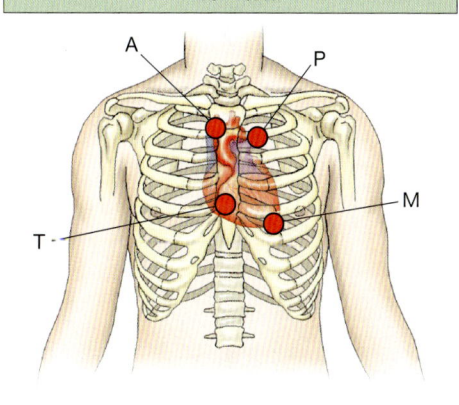

A：大動脈弁領域，M：僧帽弁領域，P：肺動脈弁領域，T：三尖弁領域

正常な心音

第Ⅰ心音（S_1）（lub-dub 音のうち lub）：僧帽弁と三尖弁の閉鎖に対応（心収縮期の開始に対応）
心尖での聴診時に最も大きい音になる
第Ⅱ心音（S_2）（lub-due 音のうち due）：肺動脈弁および大動脈弁の閉鎖に対応（心拡張期の開始に対応）
大動脈弁もしくは肺動脈弁領域で最も大きい音になる

異常な心音

第Ⅲ心音(S_3)(過剰な dub 音で,lub-dub-dub のようになる),S_2 の後に聴こえる(ベル型聴診器で聴診,左臥位にて僧帽弁領域で最もよく聴こえる)
心室コンプライアンス↓または不全の徴候:心室性ギャロップ.スポーツ選手の場合:生理学的に正常な徴候
第Ⅳ心音(S_4)(S_1 の前に聴こえる過剰な心音で,la-lub-dub のようになる),ベル型聴診器で聴診:心房性ギャロップ.S_4 が発現するのは,冠動脈疾患(CAD),肺疾患,高血圧性心疾患,および心筋梗塞(MI)または冠動脈バイパス術(CABG)後

心雑音
段階分類:Ⅰ~Ⅵ度(最高Ⅵ度)
■ Ⅰ度:聴診器がなければ聴こえない
■ Ⅳ~Ⅵ度:非常に強い雑音
弁の逆流を示す所見
S_1 と S_2 の間:収縮期性雑音.S_2 の後:拡張期性雑音

心膜摩擦音
心臓の各鼓動に伴う,きしむような,キーキーという,皮をこするような音.心膜に体液貯留,または心膜炎の徴候あり

活動による生理的反応

	正常	異常	メモ
心拍数(HR)	安静時: 成人: 60~90回/分 青年: 50~100回/分 幼児: 75~140回/分 乳児: 80~180回/分 活動時: 運動強度に相関して↑ 定常状態での運動時:↑しない リズム:規則的	安静時: <60回/分 または >90回/分 活動時: 急激な↑ わずかに↑または↑なし 活動の増強に伴い↑ 活動時不規則 定常状態での運動時:漸増	スポーツ選手:安静時心拍数は<60回/分 発熱,不安感,薬剤にて安静時心拍数↑ 安静時に不規則な場合:背臥位でのリズムを確認(ECGチャートを参照)

(続く)

(続き)

	正常	異常	メモ
血圧 (BP)	**安静時:** 収縮期血圧 　<130 mmHg 　乳児 70 mmHg 　幼児 90 mmHg 拡張期血圧 　<90 mmHg 　乳児 55 mmHg 　幼児 58 mmHg **活動時:** 収縮期血圧: 　運動強度に相関して漸進的に↑ 拡張期血圧: 　±10 mmHg **定常状態での運動時:** 　収縮期, 拡張期ともに変化せず	**安静時:** 収縮期血圧 　>140 mmHg 　もしくは 拡張期血圧 　>90 mmHg **活動時:** 収縮期血圧の急激な↑ 活動の増強に伴う血圧の緩徐な↑ 活動の増強に伴う収縮期血圧の↓ 拡張期血圧の漸増的な↑ **定常状態での運動時:** 漸増的な↑	姿勢の変化(座位から立位など)による収縮期の血圧↓は起立性低血圧 活動時は労作性低血圧 血圧を立位と歩行時で比較する, 座位と歩行時の比較はしない
経皮的酸素飽和度 (SpO₂)	**安静時:** 98〜100% **活動時:** 変化なし	**安静時:** <98% **活動時:** 活動の増強に伴い↓	<90%は不安定であるCOPDで通常↓
呼吸数 (RR)	**安静時:** 成人: 　12〜20 回/分 小児: 　20〜36 回/分 **活動時:** 仕事量に相関して↑	**安静時:** 成人: <12もしくは>20 **活動時:** 無酸素運動(急激に↑) **定常状態での運動時:** 呼吸は運動に適応するはずだが, 適応しない	個人差あり 1回ごとの呼吸を観察する 心拍数を評価する際に同時に数えることが多い

運動負荷の増強に対する正常な血圧反応

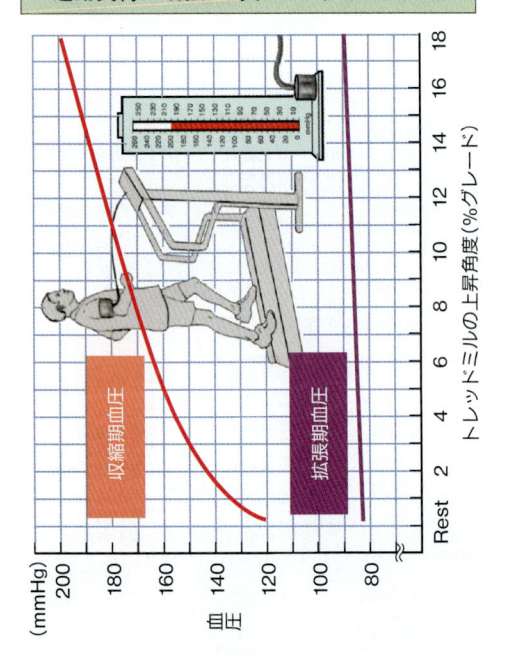

活動に対する反応の評価

活動	心拍数	血圧	症状	酸素飽和度	主観的運動強度
背臥位					
座位					
立位					
歩行(自立歩行および補助や補助具を要する場合も含む)					
ADL					

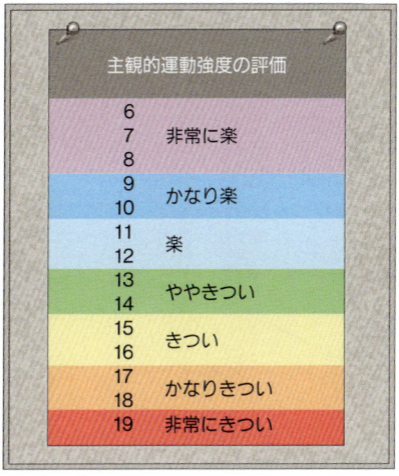

主観的運動強度の評価

6	
7	非常に楽
8	
9	かなり楽
10	
11	楽
12	
13	ややきつい
14	
15	きつい
16	
17	かなりきつい
18	
19	非常にきつい

Borg スケール

(Borg GA：Psychological basis of physical exertion. Med Sci Sports Exerc 14：377, 1982 より改変)

循環のアセスメント

動脈系：脈拍について

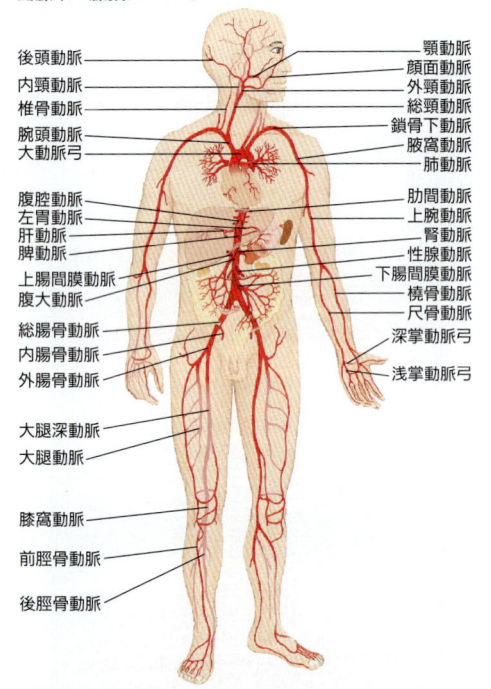

- 後頭動脈
- 内頸動脈
- 椎骨動脈
- 腕頭動脈
- 大動脈弓
- 腹腔動脈
- 左胃動脈
- 肝動脈
- 脾動脈
- 上腸間膜動脈
- 腹大動脈
- 総腸骨動脈
- 内腸骨動脈
- 外腸骨動脈
- 大腿深動脈
- 大腿動脈
- 膝窩動脈
- 前脛骨動脈
- 後脛骨動脈

- 顎動脈
- 顔面動脈
- 外頸動脈
- 総頸動脈
- 鎖骨下動脈
- 腋窩動脈
- 肺動脈
- 肋間動脈
- 上腕動脈
- 腎動脈
- 性腺動脈
- 下腸間膜動脈
- 橈骨動脈
- 尺骨動脈
- 深掌動脈弓
- 浅掌動脈弓

脈拍のアセスメント
(Scanlon VC, Sanders T：Essentials of Anatomy and Physiology, 4th ed, p283 FA Davis Co, Philadelphia, 2003 より)

足関節-上腕血圧指数：
末梢動脈疾患を評価するための非侵襲的検査：
- ■足部内・外果より上部(近位)に空気カフを巻く
- ■後脛骨動脈上に超音波のプローブを当て，この部位の圧(血流)を測定する
- ■足背動脈上に超音波のプローブを貼付し，圧(血流)を測定する

正常な圧力差＜10 mmHg
圧力差＞15 mmHg の場合，近位の閉塞または狭窄を示唆している．

リンパ管とリンパ節

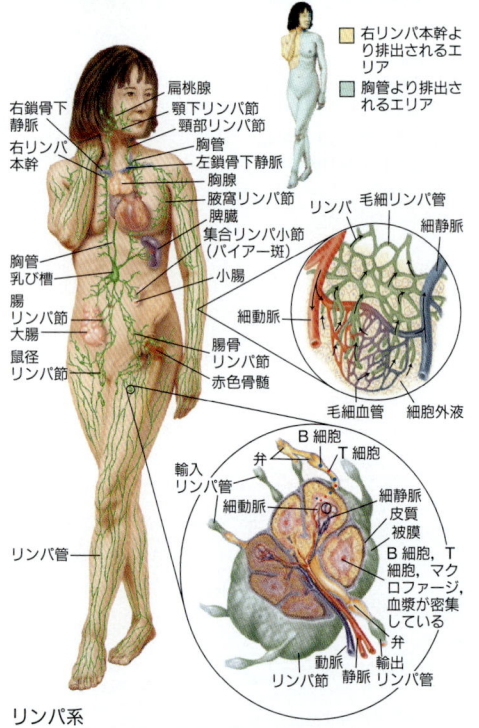

右リンパ本幹より排出されるエリア
胸管より排出されるエリア

- 扁桃腺
- 顎下リンパ節
- 頸部リンパ節
- 右鎖骨下静脈
- 胸管
- 右リンパ本幹
- 左鎖骨下静脈
- 胸腺
- 腋窩リンパ節
- 脾臓
- 集合リンパ小節（パイアー斑）
- 胸管乳び槽
- 小腸
- 腸リンパ節
- 大腸
- 腸骨リンパ節
- 鼠径リンパ節
- 赤色骨髄
- リンパ管

- リンパ
- 毛細リンパ管
- 細静脈
- 細動脈
- 毛細血管
- 細胞外液

- B細胞
- T細胞
- 弁
- 輸入リンパ管
- 細動脈
- 細静脈
- 皮質
- 被膜
- B細胞, T細胞, マクロファージ, 血漿が密集している
- 動脈
- 静脈
- 弁
- 輸出リンパ管
- リンパ節

リンパ系
（Gylys BA, Wedding ME：Medical Terminology Systems：A Body Systems Approach, 5th ed, p255 FA Davis Co, Philadelphia, 2003 より）

浮腫のアセスメント

1+	わずかに感じられる陥没(穴,くぼみ)
2+	容易に判別できる陥没(EID)が15秒以内に回復する
3+	EIDが15～30秒以内に回復する(回復が確認される)
4+	EIDが回復するのに30秒以上かかる

狭心症と呼吸困難のアセスメント:狭心症スケール

5段階狭心症スケール	5段階呼吸困難スケール	10段階狭心症/呼吸困難スケール
0:狭心症なし	0:呼吸困難なし	0:症状なし
1:軽度,ほとんど目立たない	1:軽度,顕著	1:きわめて軽度
	2:軽度,多少の困難あり	2:軽度
2:中等度,支障あり	3:中等度の困難があるが活動は継続可能	3:中等度
		4:やや重度
3:重度,非常に不快(梗塞前の痛み)	4:重度の困難を認め,活動の継続不可能,継続しない	5:重度 6:
		7:非常に重度 8: 9:
4:これまでに経験した最大の痛み(梗塞による痛み)		10:きわめて重度:最大

心臓(循環器)の診断

診断的検査/適応	検査でわかる情報	注意/留意事項
胸部 X 線(肺と胸壁の解剖学的異常と病理学的経過を評価)	肺の大きさ,心臓の大きさ 肋骨,胸骨,鎖骨,血管の統合性 慢性か急性 肺野:大きさ,体液/分泌物(貯留)の有無,(肺の)過膨張/膨張不足 胸水の有無	AP(前面→背面)は患者が背臥位の姿勢で撮影することも多い.このため低活動による肺膨張不足がみられることが多い
心電図〔胸痛の際,急性損傷かどうかの判定評価,心肥大と陳旧性心筋梗塞(損傷)を評価,心拍リズムの評価〕	心拍リズム 陳旧性心筋梗塞 心室/心房肥大 急性の虚血/損傷/梗塞/刺激伝導系の欠損	虚血もしくは梗塞を予測することはできない.予測するためにストレステストが用いられる
心エコー(弁の機能と心室の大きさを評価)	弁の機能不全 心室の大きさ,心膜(嚢)の評価	非侵襲性
Holter 心電図(心拍リズムの評価,失神の評価)	24 時間連続した心拍リズムの記録	非侵襲性
CT もしくは MRI(胸部 X 線で結節または腫瘤が認められた場合)	結節または腫瘤の判別のための高精度画像	

(続く)

(続き)

診断的検査/適応	検査でわかる情報	注意/留意事項
負荷試験 運動負荷試験 運動負荷時の核医学画像(放射性映像) 運動負荷時の2D/3D心エコー 薬物負荷試験(アデノシン,ドブタミン) 有酸素容量の測定 心筋への酸素供給が需要を満たしているか評価(胸痛/冠動脈疾患/虚血)	活動時の最大酸素摂取量,心拍数,血圧反応,胸痛のアセスメント 虚血のアセスメント 不整脈の有無 運動の制限	女性では偽陽性,偽陰性の割合が多い.追加的に負荷試験中の画像検査を実施する必要がある(タリウム,2D/3D心エコー)
冠動脈カテーテル 胸痛,梗塞	冠動脈の血流および機能性 弁前後での圧力変化 推定駆出率	患者が甲殻類もしくはヨウ素にアレルギーをもつ場合,造影剤に対してアレルギーを確認する 大腿動脈から穿刺したカテーテル検査後,ベッド上で24時間安静

(次のページに続く)

心臓(循環器)の診断(続き)

診断的検査/適応	検査でわかる情報	注意/留意事項
V/Qスキャン〔肺塞栓の除外:特に深部静脈血栓症(DVT)の患者〕	肺内のガス分布 肺胞換気量と肺血流の整合性	
気管支鏡検査(感染または悪性診断のための検体となる痰の採取) 患者自身で喀痰できない粘性の分泌物を排出する	通常アクセスすることが不可能な気管支樹の部位を直接可視化	
肺機能検査(PFT)(疾患の分類,閉塞性か拘束性か,疾患の重症度と急性疾患の重篤度を評価)	気道の健全性 呼吸筋の機能 肺組織の状態	

心電図/不整脈

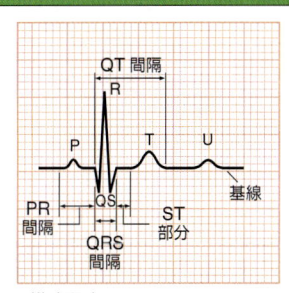

心電図波形の構成要素
(Jones SA:ECG notes, FA Davis Co, Philadelphia, 2005 より)

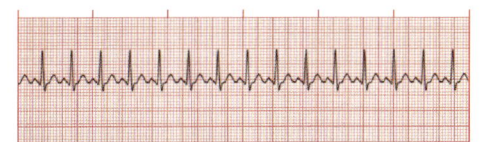

正常な洞調律

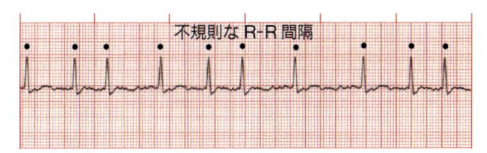

不規則な R-R 間隔

心房細動:正常または不規則な心拍で,識別できる P 波がない
(Jones SA:ECG Notes, FA Davis Co, Philadelphia, 2005 より)　　　　　　　　　　(次のページに続く)

心電図/不整脈(続き)

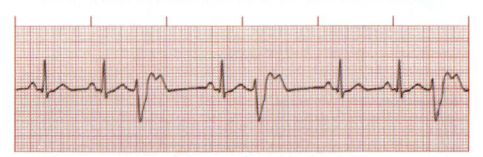

心室性期外収縮:同型(同じ形の)(幅が広い,異常なQRS,先行するP波がない)

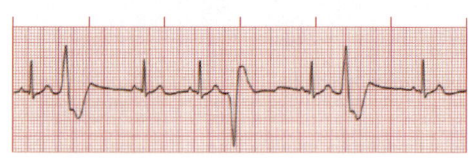

心室性期外収縮:多形性(異なる形の)(幅が広い,異常なQRS,P波がなく異常なリズムの心拍を認める)
(Jones SA:ECG Notes, FA Davis Co, Philadelphia, 2005 より)

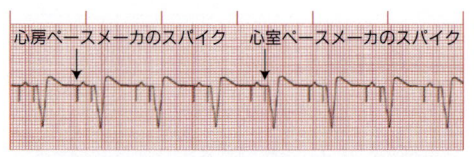

心房ペースメーカのスパイク　心室ペースメーカのスパイク

デュアルチャンバペースメーカのリズム:P波の前に心房と心室の垂直線,QRSはペースメーカの作動を示している
(Jones SA:ECG Notes, FA Davis Co, Philadelphia, 2005 より)

肺(呼吸器)の診断

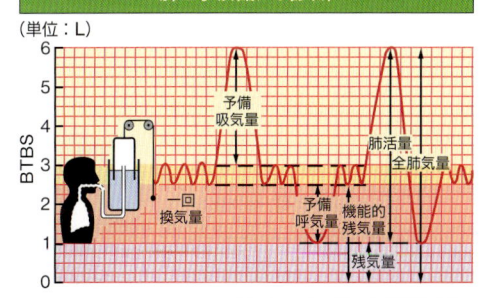

(単位：L)

肺容量/ 肺活量	定義	平均値(mL) 男性 女性		
一回換気量 (TV)	安静状態の呼気と吸気の気量	600	500	
予備吸気量 (IRV)	一回吸気位からさらに吸入できる最大の気量	3,000	1,900	
予備呼気量 (ERV)	一回呼気位からさらに呼出できる最大の気量	1,200	800	
全肺気量 (TLC)	最大に吸入した後の肺内の気量	6,000	4,200	
残気量 (RLV)	最大に呼出した後に肺内に残っている気量	1,200	1,000	
肺活量 (FVC)	最大に吸入した後に呼出される最大の気量	4,800	3,200	
最大吸気量 (IC)	一回呼気位からさらに吸入できる最大の気量	3,600	2,400	
機能的残気量 (FRC)	一回呼出した後に肺内に残っている気量	2,400	1,800	

肺容量の静的測定

(McArdle WD, Katch FI, Katch VL：Exercise Physiology：Energy, Nutrition and Human Performance, 4th ed, Lippincott Williams & Wilkins, Baltimore, 1996 より改変)

(次のページに続く)

肺（呼吸器）の診断（続き）

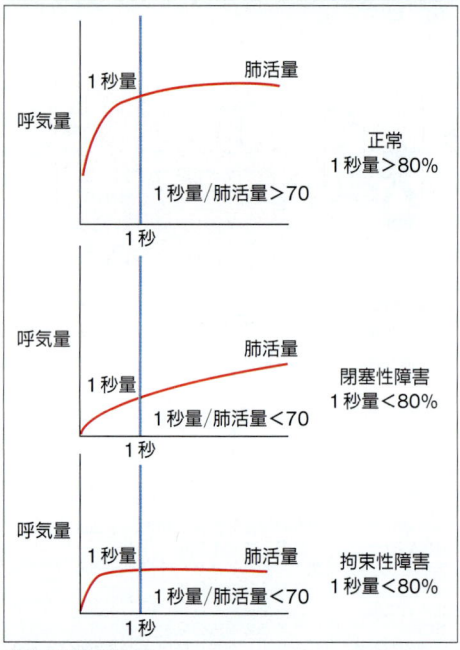

正常
1秒量＞80%
1秒量/肺活量＞70

閉塞性障害
1秒量＜80%
1秒量/肺活量＜70

拘束性障害
1秒量＜80%
1秒量/肺活量＜70

動的な肺機能検査
(McArdle WD, Katch FI, Katch VL：Exercise Physiology：Energy, Nutrition and Human Performance, 4th ed, Lippincott Williams & Wilkins, Baltimore, 1996 より改変)

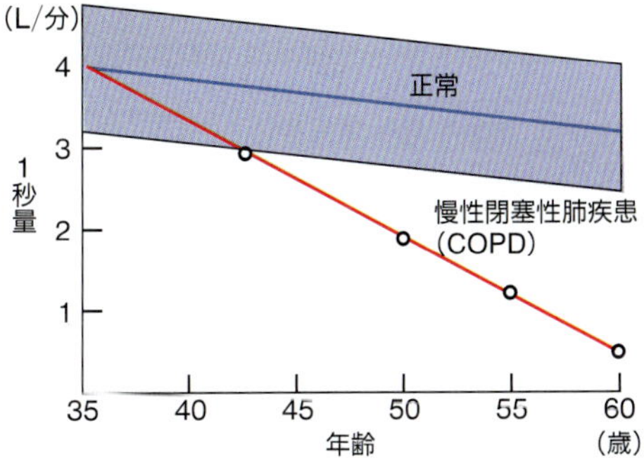

COPD および加齢に伴う肺機能の変化について
(Mayo Foundation for Medical Education and Research の評価を得て掲載．無断複写・転載を禁ずる)

運動アセスメント

6分間歩行検査

検査の説明：
- 患者が6分間に歩ける距離を観察し，持久力を測定する検査

方法：
- 正確に測定した通路(少なくとも約300 m)を用意する
- 通路上に約3 m間隔で印をつける
- 約15 mごとに椅子を設置する
- 患者は6分間規則的なペースで歩行し，その間セラピストは酸素飽和度と呼吸困難の程度をモニタリングする
- 患者は酸素を携帯もしくはボンベを引く．そして必要なときは休むことが可能であるが，休んでいる間も測定時間は継続される
- 歩行距離，酸素飽和度，呼吸困難の程度，休憩の回数を記録する

必要な備品：
- ストップウォッチ
- 6分間歩行検査記録用紙
- 聴診器と血圧計
- パルスオキシメータ
- 必要に応じて補助酸素とテレメトリー

トレッドミルテスト：最も一般的なプロトコル

ブルース法：診断目的で実施されることが多い

速度(時速)	グレード	時間
約2.7 km	10%	3分
約4.0 km	12%	3分
約5.4 km	14%	3分
約6.7 km	16%	3分
約8.0 km	18%	3分

バルク法：アスリートの検査で実施されることが多い
開始時：時速約5.4 km，0%，グレードは1分ごとに1%ずつ上昇
Harbor/ramp法：開始時は患者のペースで歩行，健康状態に応じて1分ごとにグレードを上昇させる

会話テスト

会話テスト：活動性の強さを主観的に評価する
軽度：活動時，普通に会話をすることができる
中等度：活動時，会話をするとわずかに息切れが出現する
重度：著しい呼吸困難のため，活動時に会話ができない

簡易スクリーニング

評価/スクリーニング	結果	正常/異常
心音		
肺音		
バイタルサイン		
症状・徴候		
診断：心電図		
心エコー		
胸部 X 線		
肺機能検査		
その他		
臨床検査：コレステロール/トリグリセリド		
CPK-MB，トロポニン，LDH-1		
グルコース，HbA_{1c}		
血中尿素窒素，クレアチニン		
その他臨床検査の異常値		
薬剤：種類，目的		

運動時のアセスメント

運動時の留意事項

異常な症状/徴候
- 異常に高い血圧↑:収縮期血圧>240 mmHg
- 拡張期血圧>110 mmHg
- 運動時低血圧(>10 mmHg:活動の増強に伴い収縮期圧↓)

異常な心拍反応
- 安静状態から活動した際の急激な↑
- 活動量の増強に伴って心拍数が↑しない

運動耐容能が↓している徴候
- 活動性の増強に伴いしばしば不整脈を認める
- 狭心症で顕著に発現
- 過度の呼吸困難
- 過度の倦怠感
- 精神錯乱またはめまい
- 跛行

症状
- 過度の倦怠感
- 精神的な異常もしくはめまい
- 跛行
- 冷汗
- 運動失調
- 新たな心雑音
- 顔面蒼白
- 肺ラ音の聴診
- 明らかな第3心音(S_3)の発現
- 酸素飽和度(SpO_2)↓

心電図
- 重大な不整脈(多源性の心室性期外収縮,二段脈,三段脈など)
- Ⅱ度もしくはⅢ度の房室ブロック
- 急性のST変化

| 評価 | 心肺 | 筋骨格 | 神経筋 | 皮膚 | 検査 | 薬剤 | 参考資料 |

介入

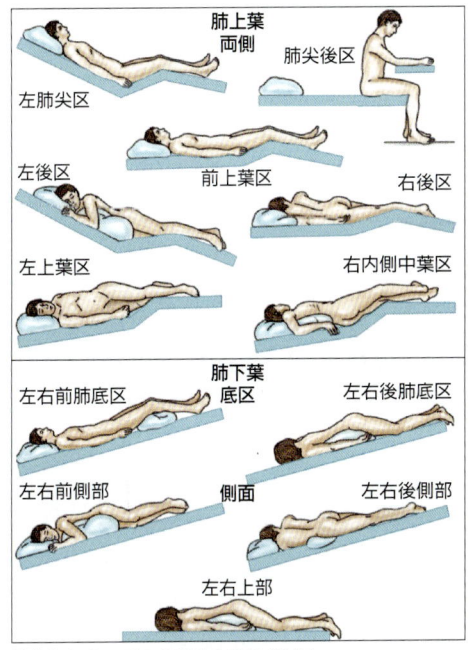

肺上葉両側
肺尖後区
左肺尖区
左後区　前上葉区　右後区
左上葉区　右内側中葉区

肺下葉底区
左右前肺底区　左右後肺底区
左右前側部　側面　左右後側部
左右上部

体位ドレナージの典型的な姿勢（体位）
（White GC：Basic Clinical Lab Competencies for Respiratory Care：An Integrated Approach, Delmar Publishers, Albany, NY, 1988 より）

有酸素運動に対する運動処方

方法	最大酸素摂取量は大筋群を使った運動を長時間行うことで↑すると予測できる：歩行，走行，自転車など
強度	一般的に用いられる指標は心拍数もしくは主観的運動強度(RPE)
頻度	1回の時間が10〜15分以内であれば，週3〜5回が最適．ただし，運動耐容能が非常に低い場合，週に7回でも可能
時間	最適なのは20〜30分 30分以上は減量に有効 20分未満は運動耐容能が低い人向け 短時間の運動を繰り返し行う

心拍数を用いた強度の測定方法

%HR max	目標心拍数(THR)は最大心拍数の60〜70%とする
HR reserve (**カルボーネン法** **を使用**)	THR＝(最大心拍数−安静時心拍数)×(0.50〜0.70) ＋安静時心拍数
Deconditioned (**身体機能の低下**)	低めで計算する THRは%HR maxの40〜60%，HR reserveの係数は0.40〜0.60とする

運動による消費熱量の推定

〔METs×3.5×体重(kg)〕/200＝kcal/分
1 MET＝3.5 mL/kg/分

余暇活動における METs

活動	平均	範囲
ボウリング	2.5	2〜4
コンディショニング		3〜8+
ダンス(有酸素)		6〜9
ゴルフ(カート使用)		2〜3
ランニング(時速 8 km)	8.7	
ランニング(時速 10.5 km)	11.2	
スキー(滑降)		5〜8
サッカー		5〜12+
テニス	6.5	4〜9+

専門家への照会

症候	推奨される相談先
脂質↑(LDL，総コレステロール，トリグリセリド)	栄養士，(脂質降下薬を処方する)医師
血糖値↑	糖尿病の専門医(内分泌内科の医師)，栄養士
BMI↑	栄養士，健康運動指導士
低アルブミン/プレアルブミン	栄養士
甲状腺機能の異常	専門医(内分泌内科の医師)
血圧↑	高血圧，薬剤，運動プログラムの専門医，栄養士
喫煙	禁煙指導者
怒り/敵意を表出しやすい	心理士，行動療法士
抑うつの症状/症候を示す	心理士，行動療法士，(薬剤を処方する)医師
運動をしない生活習慣	健康運動指導士
BMIもしくは体重↑	栄養士，健康運動指導士

特別な配慮/集団

移植(心臓と肺)

心臓および肺の移植による合併症
- 免疫抑制医学による副作用
    - 腎機能障害
    - 高血圧
    - 感情の起伏
    - 骨格筋の萎縮
    - 骨粗鬆症
    - 血中脂質の異常
- 急性拒絶反応
- 日和見感染と悪性腫瘍のリスク
- 心臓移植患者に起こる冠動脈疾患の進行

急性拒絶反応の徴候と症状
- 微熱
- 安静時血圧↑
- 活動時の低血圧
- 筋肉痛
- 倦怠感
- 運動耐容能↓

心室性不整脈 左室補助循環装置(LVAD)

LVAD患者に対して行う運動負荷試験とトレーニングで注意すべき点
- 外部装置の設置によりサイクリングや階段の昇段を困難にする
- 心拍反応は正常(触診もしくは心電図による評価)
- 血圧反応は血液流入量により異なる
- もし患者がLVAD以前に心不全を長年患っている場合は骨格筋の障害に注意する必要がある

心臓移植患者の運動時における反応

生理学的な可変要素	心臓移植患者の反応
安静時心拍数	↑（>90回/分）
安静時血圧	薬剤の影響を受けない限り軽度↑
運動時の心拍反応	初期の5〜10分は反応を認めず，それ以降運動に応じて段階的な↑が続く
最高心拍数	正常よりわずかに低い（約150回/分）：数分間の回復により標準値に達する
活動増強に対する血圧反応	正常 最高血圧は予想より低い
体血管抵抗	大抵↑
肺血管抵抗	大抵↑
左心室の収縮機能（EF）	安静時と運動時ともに正常範囲内である
左心室の拡張機能（EDV）	障害される 運動時に一回心拍出量は↑するが，結果的に正常以下である
骨格筋の異常	嫌気性代謝によるエネルギー産生に大きく依存する
換気能	換気効率は正常以下である VE/VCO_2：↑，息切れ感：増大 運動時の一回換気量の増大値↓拡散障害
動脈血混合静脈のO_2容量（動静脈酸素較差）	安静時は正常である 運動時は障害される

糖尿病により影響を受ける器官や臓器

器官, 臓器	機能障害, 異常	リハビリテーション専門家としてのかかわり
心血管系	血圧↑ 四肢末梢血管と毛細血管の循環障害 無症候性心筋虚血/無症候性心筋梗塞	安静時と運動時の血圧をモニタリングする 創傷を評価する 運動時の症候をモニタリングする(狭心症ではなく, 息切れを観察する)
内分泌系	コレステロール↑ トリグリセリド↑	検査データの結果を評価する 脂質コントロールのため内分泌系の専門医へ紹介する
外皮(皮膚)	循環障害による皮膚の治癒障害	皮膚の評価を行う 術後の皮膚切開部と傷を評価する
神経系	■末梢神経障害 ■両手部と両足部の感覚↓ ■胸部痛↓ ■自律神経ニューロパチー ■起立性低血圧 ■バイタルサインの異常反応	■皮膚の観察を指導する, フットケアと適切な履物を指導する ■息切れ=糖尿病患者の狭心症では典型的な狭心症症状を自覚しない場合がある ■すべての運動中にバイタルサインをモニタリングする
眼科系	■網膜症による視力↓	■視力を評価する
腎臓	■腎動脈疾患(糸球体とフィルターの機能障害)	検査データより腎機能の問題を除外する(血中尿素窒素とクレアチニン)

低血糖症状/徴候

アドレナリン作動性の症状/徴候
　衰弱，発汗，頻脈，動悸，振戦，不安感，過敏，口と手指のうずき，空腹感，悪心，嘔吐

神経内分泌性の症状/徴候
　頭痛，低体温，視覚障害，メンタルヘルス，混乱，健忘，発作，昏睡

糖尿病患者に対して運動を実施する際の注意点
- ■使用されるインスリンの種類
- ■インスリンの効果の発現時間
- ■インスリンの効果のピーク
- ■インスリンの効果の持続時間

注射部位
インスリンを注射し運動を始めるまでの時間
最後に食事を摂ってから運動を始めるまでの時間

インスリン注射のための体重管理を以下の表に示す．

体重に基づいた基礎代謝率を決定する方程式

男性		女性	
年齢(歳)	kcal/日	年齢(歳)	kcal/日
18〜30	15.3×体重(kg)+679	18〜30	14.7×体重(kg)+496
31〜60	11.6×体重(kg)+879	31〜60	8.7×体重(kg)+829
>61	13.5×体重(kg)+487	>61	10.5×体重(kg)+596

健全な体重減少プログラムの主な要素について

総熱量	女性：最低でも1日1,200 kcalは摂取 男性：最低でも1日1,500 kcalは摂取
脂質	総熱量の30％未満，飽和脂肪酸とトランス型脂肪酸を減らす
蛋白質	総熱量の20〜25％，最低でも75 gは摂取
炭水化物	総熱量の50％，5品目以上のフルーツと野菜 単糖類を減らし，多糖類を増やす
食物繊維	食事摂取によって1日に20〜30 g
水分	少なくとも1日に1 L
アルコール	制限する

ペースメーカ患者について（ICDとIABP）

観血的モニタリングもしくは装置	リハビリテーションの専門家としてのかかわり
ペースメーカ ■固定レート式（FR）	ペースメーカの種類を確認する 心拍数は活動では↑せず，設定した心拍数で保たれる
■デマンド型（D）	活動により心拍数↑ この種類のペースメーカは設定した心拍数を下回った際に心室を収縮させる
■A-Vシーケンス型	最も一般的なペースメーカ 心房が脱分極するよう刺激を受け，その後心室が刺激される 移植後24〜72時間は上肢の挙上を制限する
■植込み型除細動器（ICD）	致命的な不整脈を補正させる 突然死など重度リスクに対して使用される 移植後24〜72時間は左上肢の挙上を制限する

（続く）

(続き)

観血的モニタリングもしくは装置	リハビリテーションの専門家としてのかかわり
■大動脈内バルーンパンピング（IABP）	拡張期血圧↑と冠血流量↑を目的に使用 適応：血行力学的に不安定な患者 股関節の屈曲角度は70°未満に保つ，離床は禁忌，関節可動域（ROM）訓練およびベッド上訓練に限定する

疾病管理のためのアウトカム

心臓リハビリテーションのアウトカム

行動の転帰：食事療法：食事療法の順守，体重管理
  運動：運動療法プログラムの順守，禁煙，ストレスの軽減，症状/徴候の認識，医学的管理
臨床的治療成績：体重，BMI，血圧，脂質，身体機能，血中ニコチン濃度，酸素飽和度，症状の管理
  心理社会的側面：仕事/趣味に復帰，精神状態，医療の利用，入院，薬剤，医師/救急受診
健康面のアウトカム：罹患率/将来的な事象：心筋梗塞，冠状動脈バイパス術，血管形成術，新たな狭心症，重度の不整脈，死亡率，生活の質（QOL）
  ツール：一般的なもの，あるいは疾患特有のもの

呼吸リハビリテーションのアウトカム

行動的分野：禁煙，呼吸法の再訓練，対処方法，気管支の清浄化，薬剤の順守，酸素補給，ペーシングの技術，エネルギーの制限，性機能，食事療法の順守
臨床的分野：倦怠感，うつ病/不安神経症，身体能力の測定，運動の持続時間，歩行テストによる運動能力，労作性呼吸困難，日常活動における呼吸困難
保健衛生分野：死亡率，健康関連QOL，有病率，再入院の回数，疾患診察のための受診間隔，ヘルスケアの利用，救急受診の回数
サービス分野：患者の満足度

実践パターンのための評価ノート

パターン	対象となる診断名	予後
6A:呼吸器/循環器疾患に対する一次予防とリスク軽減	糖尿病,肥満,高血圧,運動強度の低い生活習慣,喫煙,高コレステロール血症,脂質異常症	運動療法,有酸素運動,機能訓練および生活習慣の改善により,患者の呼吸器/循環器疾患のリスクを軽減させる
6B:体力減退による有酸素容量/持久力の障害	AIDS,がん,心血管系疾患,慢性的な全身性疾患,安静状態の多臓器の機能障害,筋骨格系の疾患,神経筋疾患,肺疾患	6〜12週間で患者は最適な有酸素容量/持久力となり,自宅,職場,地域および余暇の場で従来の機能レベルよりよい状態となる
6C:気道クリアランスの機能不全による換気,呼吸/ガス交換および有酸素容量/持久力の障害,気管切開または極小気管切開	急性肺障害,急性および慢性的な酸素依存,骨髄幹細胞の移植,心臓胸郭部の手術,ベースラインの呼吸音・胸部X線の変化,COPD,頻繁な/再発する肺感染症,臓器移植	12〜16週間で患者は最適な換気,呼吸またはガス交換(その両方),有酸素容量/持久力となり,そして機能障害の枠内で,自宅,職場,地域および余暇の場で従来の機能レベルよりよい状態となる

(続く)

(続き)

パターン	対象となる診断名	予後
6D：心臓のポンプ機能不全または障害による有酸素容量/持久力の障害	血管形成術，アテローム切除術，房室ブロック，心原性ショック，心筋症，心臓胸郭部の手術，心室性不整脈，合併心筋梗塞（障害），非合併心筋梗塞（機能不全），先天性の心臓の異常，冠動脈疾患，駆出率↓（＜50％），糖尿病，運動で発現する心筋虚血，高血圧性心疾患，良性不整脈，弁膜性心疾患	6～12週間で心臓のポンプ機能不全患者は最適な有酸素容量/持久力となり，自宅，職場，地域および余暇の場で機能障害，機能制限および肢体不自由の枠内で，従来の機能よりよい状態となる 8～16週間で心不全患者は最適な有酸素容量/持久力となる
6E：換気ポンプの機能不全による換気および呼吸器の障害	挙上した横隔膜，神経筋障害，横隔膜の部分もしくは完全麻痺，ポリオ，肺線維症，拘束性肺疾患，重度の後側弯症，脊椎および脳腫瘍，脊髄損傷	3～6週間で換気障害もしくは可逆性の換気障害患者は換気，呼吸/ガス交換の良好な自立を認めることができ，自宅，職場，地域および余暇の場で機能障害，機能制限および肢体不自由の枠内で従来の機能よりよい状態となる 9～10週間で重度で慢性的な換気障害の患者は換気，呼吸/ガス交換などの良好な自立を認める

（次のページに続く）

実践パターンのための評価ノート(続き)

パターン	対象となる診断名	予後
6F：呼吸不全による換気および呼吸器の障害	異常な胸部X線，急性の神経筋障害，急性呼吸促迫症候群(ARDS)，肺胞気・動脈血酸素分圧較差の異常，喘息，心臓胸郭部の手術，COPD，酸素を投与しても酸素分圧の維持が不可能な場合，多臓器障害，肺炎，肺の移植もしくは切除の術前・術後，休息時あるいは運動時の$PaCO_2$の急上昇，敗血症，胸部もしくは多臓器の外傷	72時間以内に急性の可逆性の呼吸不全患者は換気，呼吸/ガス交換で良好な自立を認め，自宅，職場，地域および余暇の場で従来よりよい状態となる 3週間以内に長期の呼吸不全患者は呼吸/ガス交換で良好な自立を認める 4～6週間で重度もしくは慢性的な呼吸不全患者は呼吸/ガス交換で良好な自立を認める
6G：新生児における呼吸不全による換気，呼吸/ガス交換および有酸素容量/持久力の障害	異常な胸部の手術，無呼吸，徐脈，気管支・肺疾患，先天性の疾患，肺硝子膜症，胎便吸引症候群，神経筋疾患，肺炎，泣くことによる急激な酸素の不飽和	6～12か月で患者は最適な換気，呼吸/ガス交換および有酸素容量/持久力を示し，年齢に応じた機能が従来よりよい状態となる

(続く)

(続き)

パターン	対象となる診断名	予後
6H：リンパ系疾患による循環および人体寸法の障害	AIDS，蜂窩織炎，フィラリア症，感染症，敗血症，リンパ浮腫，放射線照射後，形成外科的手術，反射性交感神経性ジストロフィー，リンパ節郭清術後，外傷	1〜8週間以内に軽度のリンパ浮腫患者(患肢と非患肢で3cm未満の差)は最適な循環，人体寸法となり，自宅，職場，地域および余暇の場で障害，機能制限，肢体不自由の枠内で従来よりよい状態となる 1〜8週間以内に中等度のリンパ浮腫患者(同3〜5cmの差)は循環などで最適な状態となる 1〜8週間以内に重度のリンパ浮腫患者(5cm以上の差)は循環などで最適な状態となる

(APTA：Guide to Physical Therapist Practice, 2nd ed, American Physical Therapy Association, 2001 より)

筋骨格

坂口 顕

骨関節 評価

クイックスクリーニング

上肢スクリーニングテスト
1. 姿勢評価
2. 頸椎自動 ROM（関節可動域）
3. 症状がなければ他動的な過負荷テスト
4. 頸椎抵抗筋力テスト（C1 回旋）
5. 肩甲帯挙上抵抗テスト（C2, 3, 4）
6. 肩外転抵抗テスト（C5）
7. 肩関節自動屈曲・回旋
8. 肘関節屈曲抵抗テスト（C6）
9. 肘関節伸展抵抗テスト（C7）
10. 肘関節自動 ROM
11. 手関節屈曲抵抗テスト（C7）
12. 手関節伸展抵抗テスト（C6）
13. 母指伸展抵抗テスト（C8）
14. 手指外転抵抗テスト（T1）
15. （中枢神経のために）Babinski 反射テスト

下肢スクリーニングテスト*
1. 姿勢評価
2. 腰椎前屈，後屈，側屈自動運動
3. つま先挙上（S1）
4. かかと歩行（L4, 5）
5. 腰椎自動回旋
6. 症状がなければ他動的な過負荷テスト
7. SLR（L4, 5, S1）
8. sacroiliac spring test（仙腸関節可動性テスト）
9. 股関節屈曲抵抗テスト（L1, 2）
10. 股関節への ROM テスト
11. 膝関節伸展抵抗テスト（L3, 4）
12. 膝屈曲，伸展，内外反傾斜
13. 大腿神経伸張テスト
14. （中枢神経のために）Babinski 反射テスト

*Cyriax JH, Cyriax PJ：Cyriax's illustrated manual of orthopaedic medicine, 2nd ed, Butterworth-Heinemann, London, 1993 より抜粋

Ransfordの疼痛評価

/// 突き刺すような痛み	××× 灼熱痛
000（しびれが切れたときのような）感覚異常	＝＝＝ 無感覚

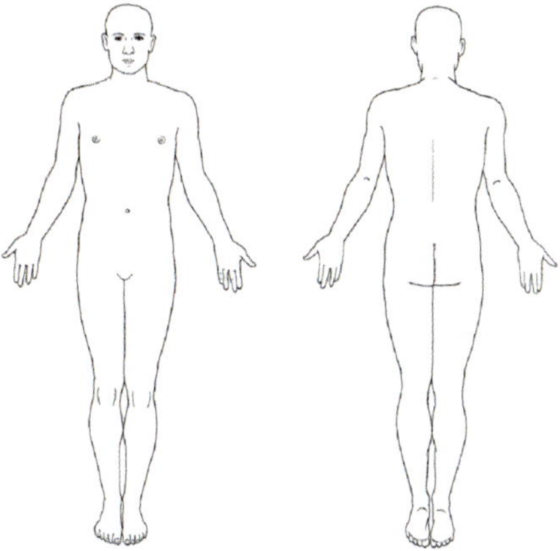

痛みの場所と種類を示す．痛みを表すためにそれぞれの記号を使用する．状態や外傷などと関係のない痛みについてはマークしない．
(Gulick D：OrthoNotes：Clinical Examination Pocket Guide, p113, FA Davis Co, Philadelphia, 2005より)

（次のページに続く）

Ransfordの疼痛評価(続き)

Ransford 得点表	
下記それぞれに痛みがあれば2点をつける	点
■下肢のすべて	
■大腿前面	
■下腿前面	
■大腿と膝の後面	
■大腿周囲	
■片側の下肢全体	
■両側の足部	
■足部周囲	
■膝および足関節前面	
■下肢の至るところ	
■腹部全体	
付け加えられる点 ■痛みが拡大または増大していく際は1〜2点を加算すること ■腰部の痛みが腸骨稜や鼠径部,前方会陰部に放散している場合 ■痛みについては表外に記載される ■円状,線状に拡散する場合は矢印を記載する(それぞれ1点) ■痛みのある箇所を示す(小さければ1点,大きければ2点)	
総合点	
解説 3点以上は,心理的な影響を受けた痛み表現であることが考えられる	

疼痛評価

痛みに関する質問

1. どこが痛いですか？＿＿＿＿＿＿＿＿＿＿＿＿＿＿
2. どうすれば痛みが出ますか？＿＿＿＿＿＿＿＿＿
3. どうすれば痛みが楽になりますか？＿＿＿＿＿＿
4. 痛みは別の場所へ移りますか？＿＿＿＿＿＿＿＿
5. 痛みはいつも同じように感じますか？＿＿＿＿＿
6. いつ最も痛くなりますか？＿＿＿＿＿＿＿＿＿＿
7. いつ最も痛みが楽になりますか？＿＿＿＿＿＿＿
8. 関節が腫れていますか？＿＿＿＿＿＿＿＿＿＿＿
9. 筋スパズムを伴った痛みがありますか？＿＿＿＿
10. しびれやピリピリ感，灼熱感がありますか？＿＿
11. 痛みに熱感や冷感を伴いますか？＿＿＿＿＿＿＿

全身的な合併症に対する医学的スクリーニング：痛み随伴症状とする

もし下記の項目に「はい」があれば，それらの症状が両側性かどうかチェックしなさい（医師に紹介すること）

____ Blumberg サイン：触った際に反跳疼痛がある
____ 灼熱痛　　____ 呼吸困難　　____ 嚥下困難
____ めまい　　____ 動悸，心悸亢進
____ 頭痛あるいは視力の変化　　____ 嗄声
____ 障害のメカニズムが知られていない潜在性の発症
____ 悪心　　____ しびれやピリピリ感
____ ポジショニングや安静にもかかわらず症状が変わらない
____ 寝汗
____ 色素沈着や変化，浮腫，発疹，脱力，灼熱感
____ 骨盤病変の腰部テスト：背臥位でのSLR 30°と股関節屈曲抵抗テスト
  - ＋骨盤内炎症あるいは感染/腹痛のためのテスト
  - －股関節/腰痛を示すテスト

(次のページに続く)

医学的スクリーニング(続き)

___ 治癒が見込まれる時間を過ぎても症状があるか
___ 外傷と症状がつり合うかどうか ___ 拍動痛
___ 説明できない体重減少,顔面蒼白,膀胱・直腸の変化
___ 左肩の激痛(脾臓からくるものかもしれない)
___ 嘔吐 ___ 脱力

成人のROM(AAOS)*		
関節/運動		角度
頸椎	屈曲	0〜45°
	伸展	0〜45°
	側屈	0〜45°
	回旋	0〜60°
肩関節	屈曲	0〜180°
	伸展	0〜60°
	外転	0〜180°
	内旋	0〜70°
	外旋	0〜90°
	水平内転	0〜135°
肘関節	屈曲	0〜150°
前腕	回内	0〜80°
	回外	0〜80°
手関節	屈曲	0〜80°
	伸展	0〜70°
	橈屈	0〜20°
	尺屈	0〜30°

(続く)

(続き)

関節/運動		角度
体幹	屈曲	0〜80°（または約10 cm）
	伸展	0〜（20〜30°）
	側屈	0〜35°
	回旋	0〜45°
股関節	屈曲	0〜120°
	伸展	0〜30°
	外転	0〜45°
	内転	0〜30°
	内旋	0〜45°
	外旋	0〜45°
膝関節	屈曲	0〜135°
足関節	底屈	0〜50°
	背屈	0〜20°
距骨下関節	内返し	0〜35°
	外返し	0〜15°

*AAOS=American Academy of Orthopedic Surgeons

他動的ROMの際のEnd Feel

関節包性 (capsular)	徐々に抵抗感が増加する（ベルトを伸張するように．例：膝関節伸展）
靱帯性 (ligamentous)	関節包性のようであるがそれよりもや や硬い，痛みなく止まる
軟部組織の近接 (soft tissue approximation)	有痛性の圧迫に似た感じ：軟部組織同士の接触によって運動が止まる
筋の伸張 (muscle tightening/elastic)	ほかの軟部組織と似た筋の抵抗を感じるが，保持-弛緩によって変化する：筋の伸張は運動を制限する

（次のページに続く）

他動的 ROM の際の End Feel（続き）

骨性 (bone on bone)	硬い，突然止まる
バネ様 (springlike)	筋の抵抗と同様であり，反対に押し返す圧力を感じる（例：バネ）
虚性 (empty)	患者は痛みによってそれ以上動かされることを避けようとする

筋力評価（筋のパフォーマンス）段階表*

グレード	定義
5(Normal)	重力に抗して全可動域を動かし，最終域で最大抵抗に抗することができる
4(Good)	重力に抗して全可動域を動かし，最終域で強い抵抗に抗することができる
3+(Fair+)	重力に抗して全可動域を動かし，最終域で中等度の抵抗に抗することができる
3−(Fair−)	重力に抗して全可動域を動かすことができるが，最終域で抵抗に抗することができない
2(Poor)	重力を除去すれば全可動域を動かすことができる
1(Trace)	関節運動はみられないが，観察あるいは触察によって筋の収縮は認められる
0(Zero)	筋活動は認められない

*Hislop and Montgomery grading

運動神経支配の髄節：上肢

	C4	C5	C6	C7	C8	T1
肩関節		棘上筋				
		小円筋				
		三角筋				
		棘下筋				
		肩甲下筋				
		大円筋				
上腕		上腕二頭筋				
		上腕筋				
		烏口腕筋				
				上腕三頭筋		
				肘筋		
前腕		長回外筋				
		短回外筋				
			橈側手根伸筋			
			円回内筋			
			橈側手根屈筋			
					長母指屈筋	
					短母指伸筋	
				長母指伸筋		
				総指伸筋		
				示指伸筋		
				尺側手根伸筋		
				小指伸筋		
					浅指屈筋	
					深指屈筋	
					方形回内筋	
					尺側手根屈筋	
					長掌筋	
手					短母指外転筋	
					短母指屈筋	
					母指対立筋	
					小指屈筋	
					小指対立筋	
						母指内転筋
						短掌筋
						小指外転筋
						虫様筋
						骨間筋

運動神経支配の髄節：下肢

	L1	L2	L3	L4	L5	S1	S2
股	----腸腰筋----			----大腿筋膜張筋---- ----中殿筋---- ----小殿筋---- ----大腿四頭筋---- ----下双子筋---- ----上双子筋---- ----大殿筋----	----内閉鎖筋---- ----梨状筋----		
大腿		----縫工筋---- ----恥骨筋---- ----長内転筋---- ----大腿四頭筋---- ----薄筋---- ----短内転筋----	----外閉鎖筋---- ----大内転筋---- ----小内転筋---- ----半腱様筋---- ----半膜様筋----	----大腿二頭筋----			
下腿			----前脛骨筋---- ----長母指伸筋---- ----膝窩筋---- ----足底筋---- ----長指伸筋----		----ヒラメ筋---- ----腓腹筋---- ----長腓骨筋---- ----短腓骨筋---- ----後脛骨筋---- ----長母指屈筋---- ----長指屈筋----		
足				----短母指伸筋---- ----短指伸筋---- ----短指屈筋----	----母指外転筋---- ----短母指屈筋---- ----虫様筋---- ----母指内転筋---- ----小指外転筋---- ----小指屈筋---- ----小指対立筋---- ----方形足底筋---- ----骨間筋----		

関節全体の検査

関節	靱帯/関節テスト	解説
肩関節	不安定テスト	肩関節外転90°にて許容できるまで外旋
	烏口肩峰	烏口肩峰関節での肩峰圧迫
	烏口鎖骨靱帯テスト	側臥位：上肢は背中に回す．肩甲骨下角を外転させる，あるいは脊柱から垂直方向へ肩甲骨を引き離す
肘関節	内側・外側側副靱帯	内反ストレス＝外側側副靱帯 外反ストレス＝内側側副靱帯
手関節・手	手関節および手指側副靱帯	内反ストレス＝外側側副靱帯 外反ストレス＝内側側副靱帯
股関節（小児）	1. Ortolaniテスト 2. Barlowテスト	1. 背臥位：一方の股関節を外転させ大腿を下に引き下げる．他方の手でもう一方の足を固定する 2. 背臥位：親指を大腿内側に置き，長軸方向に圧力をかけながら股関節を内転させる
股関節（成人）	1. Trendelenburgテスト 2. Scour	1. 立位：反対側の下肢を上げる．テストはもし骨盤が下がるようであれば中殿筋の筋力低下を示す 2. 大腿骨を長軸方向に圧迫しながら内外転に内外旋を加える関節唇の損傷を示すテスト

(次のページに続く)

関節全体の検査(続き)

関節	靱帯/関節テスト	説明
膝関節	側副靱帯	内反ストレス＝外側側副靱帯 外反ストレス＝内側側副靱帯
	Lachmanテスト	背臥位：膝関節30°屈曲位にて前十字靱帯の評価のため近位脛骨を前方に動かす
	後方引き出し	背臥位：股関節屈曲45°，膝関節屈曲90°にて，後十字靱帯の評価のため近位脛骨を後方へ押し込む
足関節	前方引き出し	踵骨後方を把持し，前距腓靱帯の緩みを評価するために前方へ動かす
	距骨傾斜テスト	踵骨を用いて距骨に内反ストレスを与える 前距腓靱帯を評価する際は底屈位，踵腓靱帯を評価する際は中間位あるいは背屈位で行う
	スクイーズテスト	背臥位：結合織の病変を評価するため，両側の膝を伸展させ，脛骨・腓骨を同時に，近位から遠位にかけて圧迫する

一般的に行われる膝関節安定性テスト

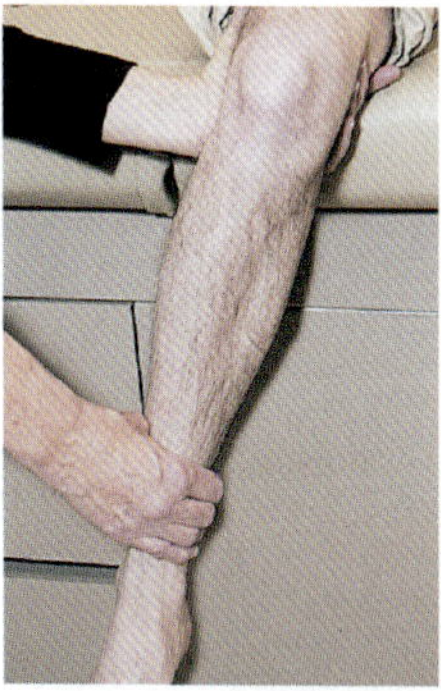

外反ストレステスト

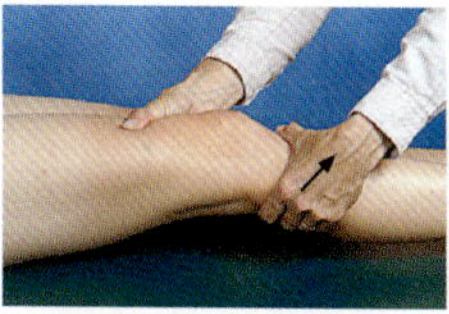

Lachman テスト

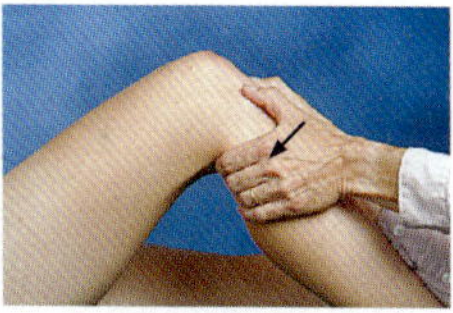

後方引き出し

脊椎の可動性

椎間関節機能に関連した椎骨の動き

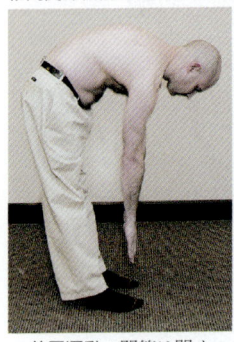

前屈運動：関節は開く

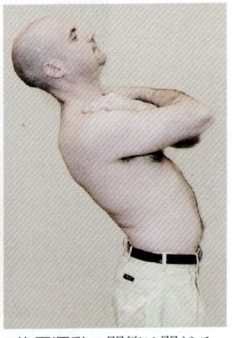

後屈運動：関節は閉じる

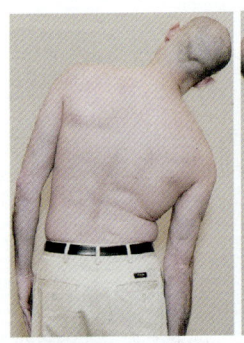

右側屈運動：右の関節は閉じ，左の関節は開く

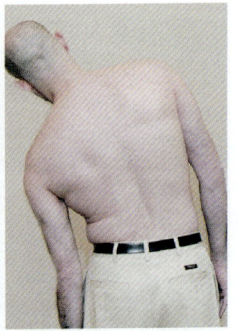

左側屈運動：左の関節は閉じ，右の関節は開く

運動制御				
課題	機能障害レベル			
	通常	軽度	中程度	重度
知覚				
注意				
認知				
覚醒				
感覚				
緊張				
運動パターン				
座位バランス				
立位バランス				

Dawn Gulick 氏のご好意による．

姿勢評価（矢状面）

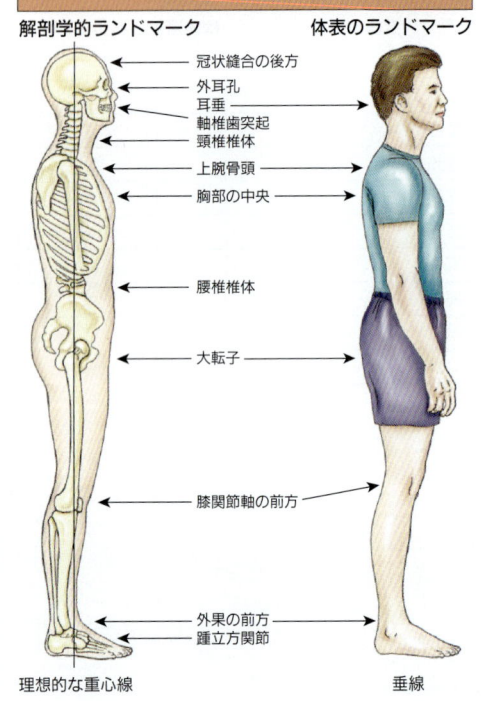

解剖学的ランドマーク　　　体表のランドマーク

- 冠状縫合の後方
- 外耳孔
- 耳垂
- 軸椎歯突起
- 頸椎椎体
- 上腕骨頭
- 胸部の中央
- 腰椎椎体
- 大転子
- 膝関節軸の前方
- 外果の前方
- 踵立方関節

理想的な重心線　　　　　　垂線

| 評価 | 九勝 | 筋骨格 | 押経筋 | 仮疎 | 検査 | 薬剤 | 参考內 |

姿勢評価（前面）

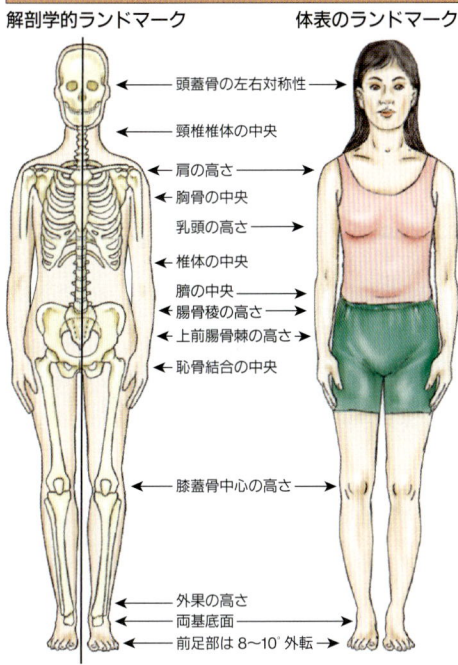

解剖学的ランドマーク　　　　　体表のランドマーク

- 頭蓋骨の左右対称性
- 頸椎椎体の中央
- 肩の高さ
- 胸骨の中央
- 乳頭の高さ
- 椎体の中央
- 臍の中央
- 腸骨稜の高さ
- 上前腸骨棘の高さ
- 恥骨結合の中央
- 膝蓋骨中心の高さ
- 外果の高さ
- 両基底面
- 前足部は 8〜10°外転

理想的な重心線　　　　　　　　垂線

姿勢障害

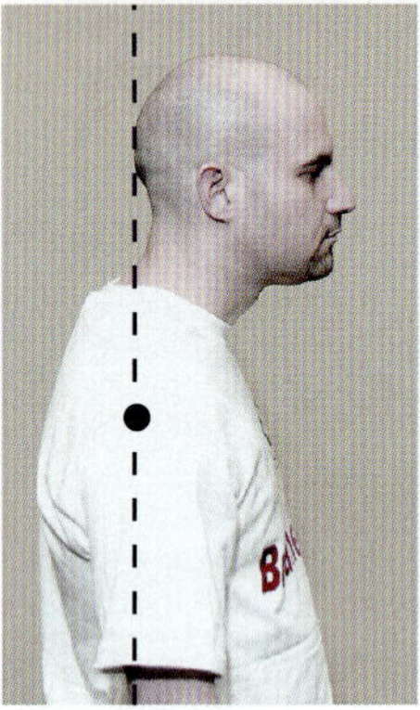

頭部前方突出 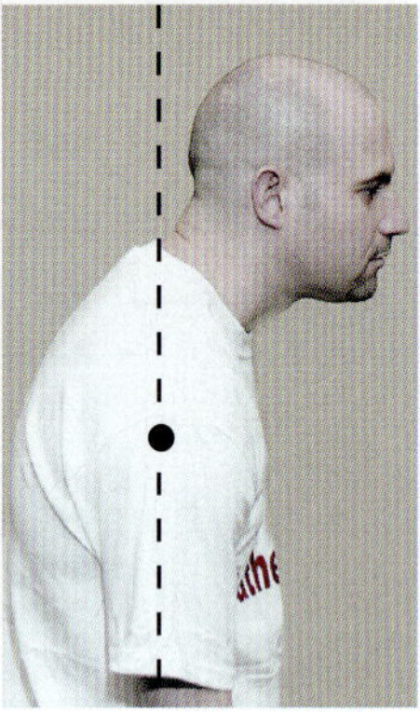　　　　円背

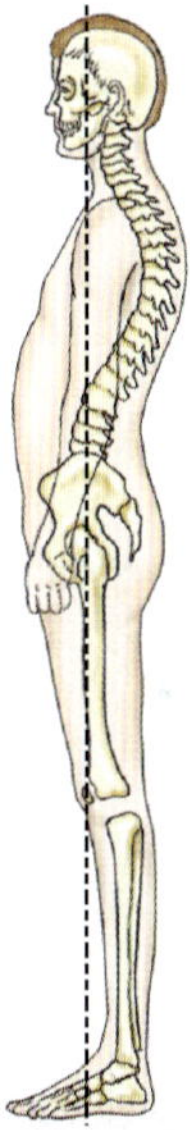

筋骨格

脊柱前弯の増加 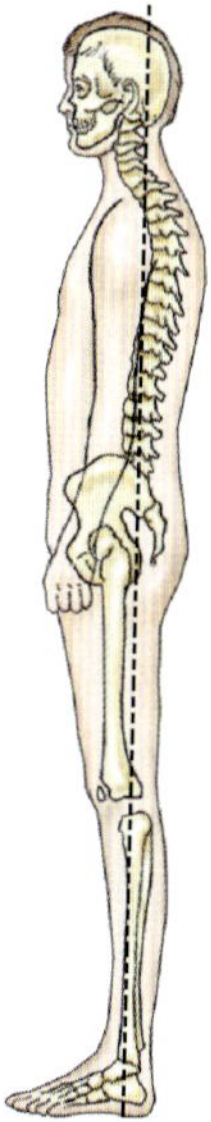　　　　　脊柱の平坦化

（次のページに続く）

姿勢障害(続き)

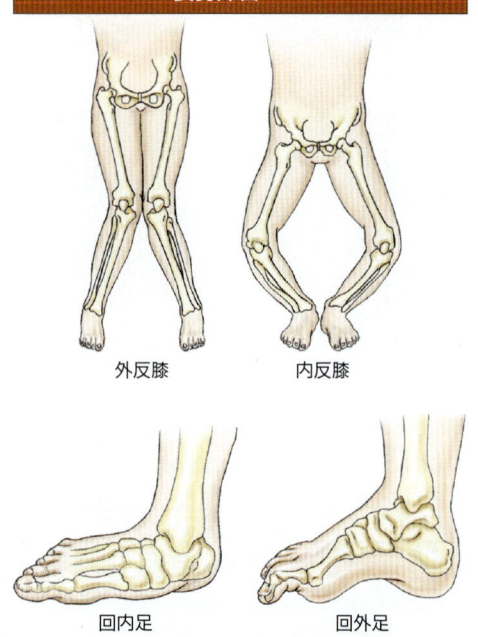

外反膝　　　　　内反膝

回内足　　　　　回外足

姿勢障害	姿勢障害に由来する共通の問題点
頭部前方突出	上部頸椎の痛み，頭痛，脊柱の変形の進行：胸椎後弯，腰椎前弯
頸椎/胸椎の円背	上部頸椎の痛み，頭痛，肩甲骨外転，伸張された弱い腰背部筋群，短縮した腹部体幹筋群
肩甲骨ウィンギング 肩甲骨挙上/下制 肩甲骨下方回旋	上肢の筋力低下，肩甲骨安定性低下（前鋸筋と僧帽筋中部・下部線維），上部胸部領域の筋スパズム
腰椎前弯の増加	過伸展と屈曲制限 L4～5間・L5～S1間の垂直方向へのストレス 腹筋の筋力↓ 股関節屈筋群の短縮 椎間板障害のリスク↑
腰椎前弯の減少	椎間板障害を引き起こす可能性がある
外反膝(a) 内反膝(b)	(a)膝・足関節・股関節の痛みを引き起こす (b)膝・足関節の痛みを引き起こす
回内足(扁平足)	膝関節において外反ストレス↑：足部関節に異常なストレスがかかる
凹足(ハイアーチ)	下肢全体および脊柱へのストレス↑

人間工学とボディメカニクス

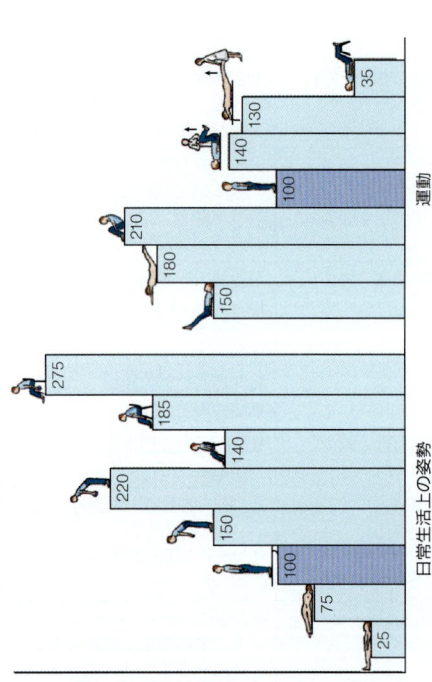

姿勢変化による腰椎椎間板内圧の変化(%)

日常生活上の姿勢: 25, 75, 100, 150, 220, 140, 185, 275

運動: 150, 180, 210, 100, 140, 130, 35

(Nachemson A : The lumbar spine : An orthopedic challenge. Spine 1 : 59-71, 1976 より)

頸部・腰部障害の予防

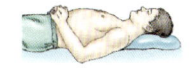

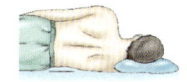

活動：臥床
正しいポジション：枕を用いて脊柱を直線に，頸部と腰部を中間位に保つ．

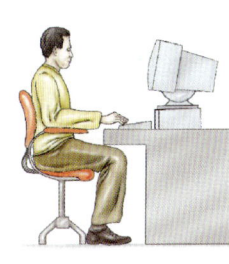

活動：座位での作業
正しいポジション：机，椅子はモニタが目の高さと同じとなるように調節し，アームレストを使用すべきである．
　背もたれにもたれ膝の位置はやや殿部よりも低く座る．
　足置きを使用する．
　指だけを動かすように，手関節はまっすぐにするように設定する．
　手首の動きを減少させるために手関節スプリントの使用を考える．

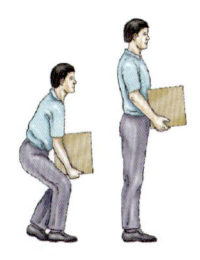

活動：重いものを持ち上げる
正しいポジション：荷物は自分の重心の近くに保持するようにする．
　荷物を腹部に当て足や股関節を使う．決して頸部や腰部で行わないこと．

歩行，移動＆バランス		
観察的歩行分析	正常	異常
腕の振り（対称的な）		
肩甲帯，胸部の回旋		
骨盤の回旋		
股関節屈曲，伸展（最低でも30°屈曲）		
膝関節屈曲，伸展（最低でも40°屈曲，階段昇降では70°屈曲）		
足関節底背屈（最低15°底背屈）		
重複歩長（右＝左）		
歩幅（正常：約71〜82 cm）		
踵離地		
遊脚前期		
ケーデンス（歩行率）（正常：90〜120歩/分）		
骨盤の傾き		
股関節回旋，内外転		
膝関節回旋，内外反		
歩角		
基底面の広さ		
距骨下の動き		

歩行の異常

相	逸脱	原因/問題点
立脚相・遊脚相	逃避歩行： ■障害のある側の立脚相が短縮する ■立脚側への体重移動が欠如する ■障害がない側の遊脚相が短縮する	下肢や骨盤周辺の痛み 一方の肢のROM制限あるいは筋力↓
	Trendelenburg歩行：筋力↓のある側の片脚立位時に，問題のない側の骨盤が下がる，あるいは問題のある側に体幹を傾けてヨロヨロと歩く	中殿筋の筋力↓
立脚相・踵接地	踵接地時に体幹が後方へすばやく動く．姿勢をまっすぐに保持することをためらう	大殿筋の麻痺あるいは筋力↓
立脚相	短い側の下肢が立脚している際は，骨盤が下がる．また長い側の下肢が過度に屈曲あるいは分回し歩行となる	脚長差
	患側の振り出しを行わせるために健常側の立脚相が延長する	股関節，膝関節屈曲制限
	膝の伸展を行うために体幹を前傾させ，足関節を底屈させる	大腿四頭筋の機能不全

(次のページに続く)

歩行の異常(続き)

相	逸脱	原因/問題点
立脚相 (続き)	障害のある側の立脚相が短縮し、障害のない側の遊脚相が短縮する. 不十分で推進力が得られない	足関節底屈の筋力↓あるいは麻痺
	腰椎前弯が増強し、体幹が後屈する	股関節屈曲拘縮
	立脚後期に踵離地が早く起こる:立脚中期に膝関節が過伸展し、股関節屈曲と体幹の前屈が起こる	足関節底屈拘縮
遊脚相	遊脚相初期に振り出しが困難である:下肢を股関節から側方へ分回す、通常に振り出すために内転筋群を使用する	腸腰筋の筋力↓
	下垂足の代償として股関節、膝関節の屈曲を過度に行う	足関節背屈の欠如
	接地時に足底がパタンと接地する	前脛骨筋の筋力↓
	健側の遊脚後期から立脚相初期にかけて、過度に足関節背屈が起こる:患側では立脚相後期の踵離地が早く起こる	膝関節屈曲拘縮

松葉杖歩行練習

歩行パターン：両松葉杖4点歩行

説明：一方の杖,反対側の下肢,他方の杖,もう一方の下肢の順で出す

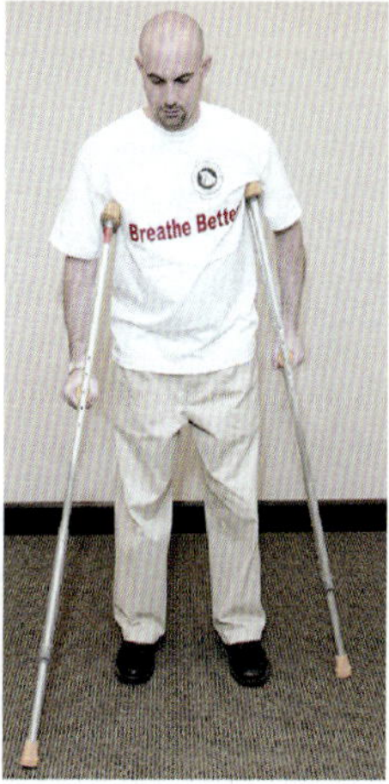

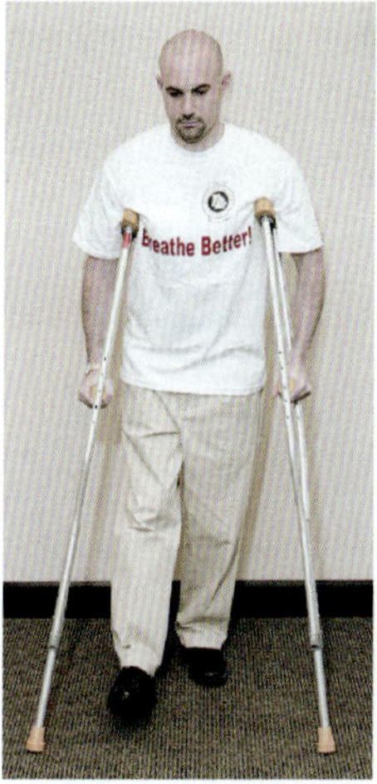

歩行パターン：片松葉杖3点歩行

説明：患側と反対側に松葉杖を持つ.杖,患側を出した後,健常側を出す.速く歩く際には杖と患側を同時に出し,その後健常側を出す

（次のページに続く）

松葉杖歩行練習（続き）

歩行パターン：両松葉杖2点歩行：杖と患側を同時に出す

説明：松葉杖と患側を前に出す．その後健常側を前に出す．速く歩く際は，患側を非荷重で出し，その後健常側を出す

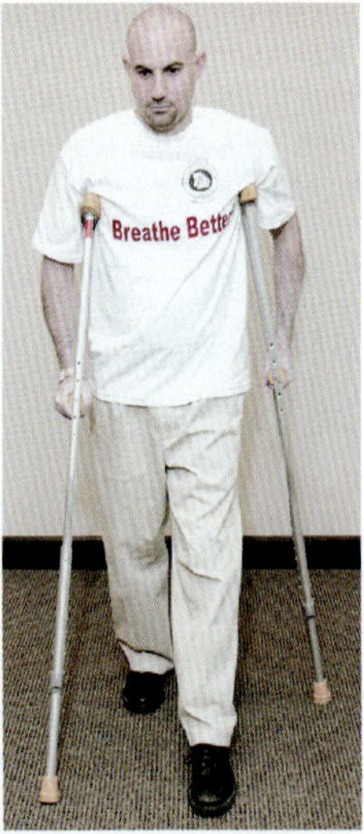

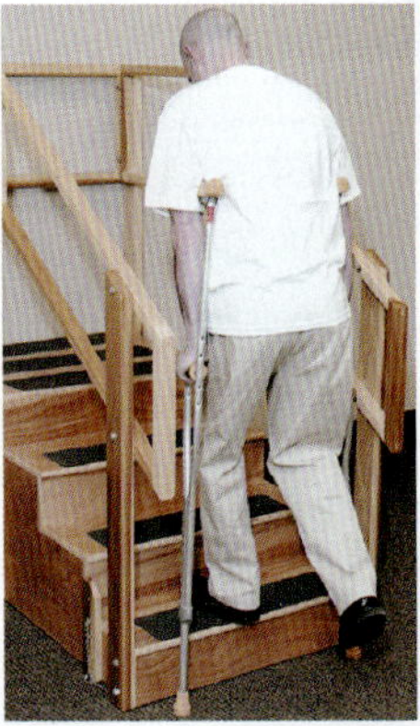

歩行パターン：階段昇降

説明：階段を上がる際は，健常側を先に出し，その後患側と杖を段に上げる．階段を降りる際は，杖と患側を先に降ろし，その後健常側を降ろす

セルフケア・家庭生活日常動作評価

	課題	介助量				
		自立	監視	軽介助	中等度介助	重度介助
床上動作	寝返り	I	S	Min	Mod	Max
	ベッド上いざり	I	S	Min	Mod	Max
	起き上がり、座位から臥位	I	S	Min	Mod	Max
車いす動作	直進できる	I	S	Min	Mod	Max
	方向転換、ドアを通り抜ける	I	S	Min	Mod	Max
	地域社会での耐久性	I	S	Min	Mod	Max
移乗	起立/着座	I	S	Min	Mod	Max
	車いすから低いベッドやトイレ	I	S	Min	Mod	Max
	車いすから床	I	S	Min	Mod	Max
	車いすから浴船	I	S	Min	Mod	Max
	車いすから自動車	I	S	Min	Mod	Max
歩行能力	平坦な床	I	S	Min	Mod	Max
	階段（昇段）	I	S	Min	Mod	Max
	階段（降段）	I	S	Min	Mod	Max
	斜面	I	S	Min	Mod	Max
	地域社会生活での耐久性	I	S	Min	Mod	Max
ADL評価	入浴	I	S	Min	Mod	Max
	トイレ動作	I	S	Min	Mod	Max
	更衣	I	S	Min	Mod	Max
	料理	I	S	Min	Mod	Max

移乗時に特別な注意を要する状態

状態	特別な注意事項
人工股関節置換術(特に術後2週間以内)	■股関節内転,内旋と90°以上の屈曲を予防する ■股関節屈曲・伸展中間位を越える伸展は行わない ■座面の高いトイレや椅子を用いる
腰部の障害あるいは違和感	■過度の腰部回旋,側屈,前屈は避けること ■(体幹を回旋しない)丸太のような寝返りを教えること ■背臥位や側臥位になった際,股関節と膝関節は軽度屈曲すべき

画像診断

診断方法:X線検査
適応:視診によって見えないものを評価する最初の検査.触診から異常を評価する
得られる情報:腫瘍,骨折,血管異常,軟部組織の異常など
禁忌/注意事項:妊婦

診断方法:CT検査
適応:身体の複数の部分をより直接的に診ることができる
得られる情報:細部にわたって部分的に視覚化できる(腫瘍,損傷部位など)
禁忌/注意事項:(造影剤を使用する場合は)造影剤に対するアレルギーをチェックすること.閉所恐怖症でないかをチェックすること

診断方法:MRI検査
適応:X線検査やCT検査では見えない組織の変化を検出することができる
得られる情報:関節,靱帯,軟骨,骨感染,疾患,腫瘍,骨折(脊柱においては椎間板ヘルニア)
禁忌/注意事項:閉所恐怖症でないかをチェックすること.体内金属をチェックすること(鉄を含んでいる場合は禁忌).(造影剤を使用する場合は)造影剤に対するアレルギーをチェックすること.ペースメーカや人工関節などの有無をチェックすること.女性であれば子宮内避妊具をチェックすること

(続く)

(続き)

診断方法：骨シンチグラフィ(骨スキャン)	
適応：骨折部位を検出するため温熱部位を画像化する．正常あるいは異常な骨折治癒，腫瘍の骨転移，良性腫瘍，Behçet病，阻血性骨壊死，骨膿炎	
得られる情報：早期の骨疾患や骨癒合を発見する	
禁忌/注意事項：鑑別診断に特異的でない〔ほかの方法(画像や臨床検査)で行わなければならない〕	
診断方法：二重エネルギーX線吸収測定法(DEXA)	
適応：骨塩量の評価(腰椎や股関節部の評価に使用する)	
得られる情報：骨のカルシウム量(骨の強さや骨折の危険性を評価する)	
禁忌/注意事項：危険性や副作用は報告されていない	

Salterの骨折分類

骨折の説明	定義
場所： 骨幹部(a) 骨幹端(b) 骨端(c) 関節内(d)	(a)骨幹 (b)長管骨における骨幹と骨端の間の円錐部 (c)骨の関節端で骨成長の中心 (d)関節を含む
程度：完全骨折あるいは不完全骨折	もし不完全骨折なら，亀裂，非常に細い線，ゆがみあるいは若木骨折
形状：水平骨折/斜骨折/捻転骨折/粉砕骨折	完全骨折は，長軸方向に対して横方向(水平骨折)，斜め方向(斜骨折)，捻転(長軸方向を巻かれたように)，2つ以上の骨片に分かれたもの(粉砕骨折)に分けられる
断片の関連：転位ありvs転位なし	もし転位しているなら，長管骨が側方に転位する側方転位，屈曲転位，回旋転位，散乱した転位，乗り上げたような転位や嵌入転位がある

(次のページに続く)

Salterの骨折分類 (続き)	
骨折の説明	定義
外的環境との関連性：閉鎖性(単純)vs開放性(複雑)	閉鎖性：皮膚は無傷である 開放性：皮膚は無傷でない
合併症：ありvsなし	合併症は局所的あるいは全身的な合併症どちらも，治癒までの期間を延長させる

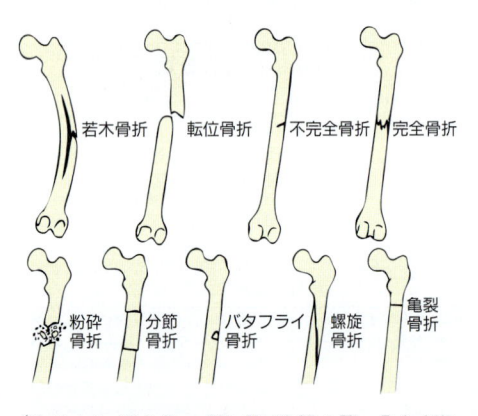

若木骨折　転位骨折　不完全骨折　完全骨折

粉砕骨折　分節骨折　バタフライ骨折　螺旋骨折　亀裂骨折

(Rothstein RM, Roy SH, Wolf SL：The Rehabilitation Specialist's Handbook, 3rd ed, p84, FA Davis Co, Philadelphia, 2005 より)

特記事項/鑑別診断

不動による影響
固定の例：キャスト固定，臥床，非荷重，神経障害（脊髄損傷や神経損傷），痛みによる自己規制，炎症

組織のタイプ	不動による変化（適応）	結果	変化までの期間	回復
靱帯/腱	コラーゲン含有量↓ 架橋結合↓ 張力↓	組織の脆弱	8週間で張力↓，硬さが50％まで↓	12～18か月
関節表面（関節半月，基礎骨）	プロテオグリカン含有量↓ コラーゲン含有量↓ 軟骨萎縮 局所の骨粗鬆症 関節内の靱帯の強さ↓ 軟骨の水分含有量↑	ROM↓ 故障するまでの時間↓ 骨-靱帯複合体のエネルギー吸収 関節周囲の筋力↓	よく知られていない	よく知られていない
軟骨	軟骨が薄くなる 軟骨下骨層の硬化	骨性によるROM↓	よく知られていない	よく知られていない

（次のページに続く）

不動による影響

固定の例：キャスト固定，臥床，非荷重，神経障害（脊髄損傷や神経損傷），痛みによる自己規制，炎症（続き）

組織のタイプ	不動による変化（適応）	結果	変化までの期間	回復
関節包	障害されたコラーゲン線維の異常な架橋結合	関節包の硬化 関節運動↓	よく知られていない	よく知られていない
滑膜	癒着 線維性脂質組織	滑り↓ 関節液の流れ↓	よく知られていない	よく知られていない
筋		筋萎縮 ■タイプⅠ線維の萎縮 ■もし中枢神経系の損傷があるならば，タイプⅡ線維の萎縮 関節拘縮はROM制限を起こす運動パターンの変化 血管系，体液系の変化	3日以内の不動	不動が毎日であれば，通常の強さに回復するには2倍の日数を要する

116

線維筋痛症のスクリーニング

1. 夜間睡眠困難になりますか？	はい/いいえ
2. 目覚めたとき，十分休んだ気になりますか？	はい/いいえ
3. 目覚めたとき，こわばりやヒリヒリ感がありますか？	はい/いいえ
4. 日中，全身倦怠感や疲労困憊感がありますか？	はい/いいえ
5. 痛みやヒリヒリ感は身体の別の部位へ移りますか？	はい/いいえ
6. 緊張型頭痛や片頭痛がありますか？	はい/いいえ
7. 過敏性腸症候群のような症状がありますか（悪心，下痢，腹痛）？	はい/いいえ
8. 腕や足に腫れやしびれ感，ピリピリ感がありますか？	はい/いいえ
9. 気温や湿度などの変化に敏感ですか？	はい/いいえ

もし「はい」が2個以上あれば，患者は線維筋痛症の可能性がある．

線維筋痛症の圧痛点>18か所のうち11か所で陽性と診断

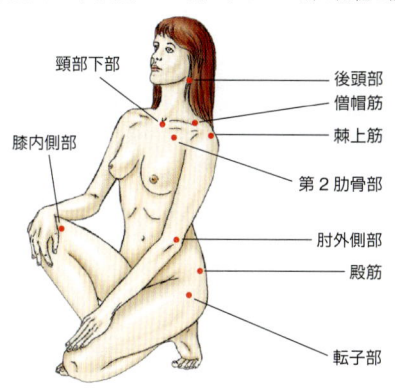

- 頸部下部
- 膝内側部
- 後頭部
- 僧帽筋
- 棘上筋
- 第2肋骨部
- 肘外側部
- 殿筋
- 転子部

骨粗鬆症スクリーニング評価

1. 小柄で痩せた身体ですか？	はい/いいえ
2. 白人ですか？ アジア人ですか？	はい/いいえ
3. 血縁関係者に骨粗鬆症の人はいますか？	はい/いいえ
4. 閉経後の女性ですか？	はい/いいえ
5. 毎日アルコールを飲みますか(例：コップ1杯以上のビール，ワイン，カクテルなどのアルコール)？	はい/いいえ
6. 毎日10本以上のタバコを吸いますか？	はい/いいえ
7. 身体活動をしていますか(週に3回の歩行あるいはエクササイズ)？	はい/いいえ
8. 40歳までに卵巣切除，ホルモン補充療法を行ったことがありますか？	はい/いいえ
9. 6か月以上にわたってステロイド系抗炎症薬あるいは抗てんかん薬を服用していますか？	はい/いいえ
10. 股関節，脊柱あるいは手首を痛めたことはありますか？	はい/いいえ
11. 1日に3杯以上のコーヒー，紅茶あるいはチョコレートなどのカフェインを摂取しますか？	はい/いいえ
12. 毎日の食事やその他の栄養でのカルシウム摂取が少なめですか？	はい/いいえ

もし「はい」が3つ以上ある場合は，骨粗鬆症が悪化する危険性がある．

尿失禁の評価

定義	原因
腹圧性尿失禁	
くしゃみや笑い,運動,咳,重いものを持ち上げるなどにより膀胱圧が上昇したとき失禁する	女性の尿失禁の75%がストレスによるものである. 1. 骨盤底筋の弱化 2. 靭帯や筋膜の脆弱化 3. 尿道括約筋の弱化 危険因子:妊娠・経腟分娩(特に長時間の分娩)・重いものを持ち上げる・肥満・閉経後のホルモン置換の欠如・慢性的な便秘症
頻尿	
尿意はあるものの排尿がない	1. 不随意な膀胱の収縮 2. 不随意な尿道括約筋の弛緩 3. アルコール,膀胱感染,神経損傷,いくつかの薬剤
混合性尿失禁(切迫性と頻尿)	
膀胱圧と強い切迫の組み合わせ	筋力↓と膀胱の不随意な収縮あるいは尿道括約筋の不随意な弛緩
オーバーフロー	
膀胱の過度の膨満	1. 膀胱の収縮 2. 緊張↓/薬剤性の不活発な膀胱/便秘/糖尿病/下位脊髄損傷あるいは膀胱の運動神経破壊(多発性硬化症による) 男性:前立腺肥大または前立腺がんによる排尿障害 女性:性器脱や尿道の外科的な通過障害
便/尿失禁	
圧迫,強い切迫や重力	脊髄損傷や神経の損傷の徴候

変形性関節症と関節リウマチの比較

項目	変形性関節症	関節リウマチ
発症年齢	多くは40歳以上	多くは15歳から50歳まで
進行	機械的ストレスを受け,緩徐に何年もかけて進行する	週単位あるいは月単位で突然進行することがある
発現	骨・軟骨破壊,関節アライメントの変化	滑膜の炎症,関節や骨の不可逆的・構造的損傷
関節の徴候	いくつかの関節,手指,DIP,PIP,母指CM 頸椎,腰椎 股関節,膝関節および足のMTP関節	多くの関節,両側性にMCP,PIP,手,手関節,肘関節,肩関節,頸椎 MTP,足関節
関節の症状	30分以内の朝のこわばり 荷重時,運動時の関節痛↑	発赤,熱感,腫脹,朝のこわばりの進行
全身の徴候,症状	関節への荷重	全身的に病的,易疲労性,体重↓,発熱,リウマチ結節 目,血液,循環器の徴候 非荷重の関節では対称性の徴候

臨床上のパターンの評価

筋骨格系の状態による臨床パターンの準備

状態	臨床パターン
初期予防/骨塩量が↓している場合のリスク回避	非荷重時期の延長：ディコンディショニング，栄養不良，閉経，子宮摘出，薬剤(ステロイド・甲状腺系薬剤)，慢性心不全や腎機能不全
不良姿勢	脊柱側弯症を含む：頸椎・腰椎の障害，椎間板疾患，肋骨の変形，骨粗鬆症，筋力↓，スパズム，妊娠にかかわる問題，脚長差，関節拘縮
筋機能の障害	骨盤底の機能不全，慢性的な神経筋機能不全，筋力や持久力の欠如，関節炎，一過性の麻痺
関節機能の障害：結合組織性による運動機能，筋機能，ROM 制限	関節の脱臼や転位，捻挫，筋挫傷，長期間の不動，疼痛，腫脹/滲出液，関節炎，強皮症，SLE
関節機能の障害：局所の炎症による運動機能，筋機能，ROM 制限	強直性脊椎炎，滑液包炎，関節包炎，上顆炎，筋膜炎，痛風，変形性関節症，滑膜炎，腱炎，筋断裂/筋の弱化

（次のページに続く）

筋骨格系の状態による臨床パターンの準備
(続き)

状態	臨床パターン
関節機能の障害：脊髄損傷に伴う運動機能，筋機能，ROM制限と反射	椎間板損傷，脊柱管狭窄症，脊椎すべり症，椎間板ヘルニア，脊髄手術，異常な神経の緊張，感覚の変化，筋力↓，前屈時の痛み
関節機能の障害：骨折による運動機能，筋機能，ROM制限	骨の脱塩，ホルモンバランスの変化，薬物，非荷重時期の延長，不動による筋の弱化，外傷
関節機能の障害：人工関節置換術による運動機能，筋機能，ROM制限	関節形成，無腐性壊死，若年性関節リウマチ，骨腫瘍，変形性関節症，強直性脊椎炎
関節機能の障害：骨あるいは軟部組織手術による運動機能，筋機能，ROM制限	骨癒合，強直，骨移植や骨延長術，帝王切開，結合組織修復，筋膜リリース，病巣清掃術，関節円板，椎弓切除術，筋あるいは靱帯修復，内固定の抜釘，骨切り術
関節機能の障害：切断による運動機能，筋機能，ROM制限，歩行，移動，バランス障害	切断，しもやけ(凍傷)，末梢血管障害，外傷

MS介入

より一般的な装具・保護・支持具

部位別の装具	説明/適応
頸椎	
1. 軟性装具/ゴム製カラー 2. フィラデルフィアカラー 3. SOMI(ソーミーブレーズ) 4. Halo(ハローブレーズ)	1. 頸部を支持する：頸部の筋活動↓，最小限の運動制御 2. 硬いプラスチックでオトガイ，後頭部を支持する：大きな運動制御 3. 4つの支柱で頸部のすべての動きを強く制限する 4. 全方向を最大限制限する：金属の輪を頭蓋骨にはめ，頭蓋骨にピンで固定する
腰部	
1. 腰仙椎装具(ナイト型) 2. 胸腰仙椎装具(テーラー型)	1. 体幹と骨盤を硬く固定し，背部を直立にする装具：屈曲を制限しコントロールする 2. 骨盤と背部を肩甲骨中央のレベルまで直立にする：屈曲，側屈，伸展を避け体幹の動きを制限する
肩	
1. 肩鎖関節脱臼装具 2. 片麻痺装具	1. 肩鎖関節脱臼あるいは術後の管理 2. 脳血管障害後の肩鎖関節障害と肩甲上腕関節の脱臼の予防

(次のページに続く)

より一般的な装具・保護・支持具(続き)	
部位別の装具	説明/適応
手関節	
1. 静的安静装具 2. 手根管装具	1. 手関節を軽度背屈位にて表面から固定する:受傷後あるいは術後の治癒を促進(手指までスプリントするものとしないものがある) 2. 正中神経への圧迫を予防するために手関節を中間位に保持する
膝関節	
1. Cho-pat® 2. 運動制限を与える膝装具 3. Palumbo膝蓋骨安定装具	1. 膝蓋靱帯の部位で使用するゴムのストラップ 2・3. 外傷の部位を保護する,腫れ,組織損傷の範囲をとどめ,患者の膝の痛みを抑制する:スポーツ活動や膝の手術後にも使用される
短下肢装具	
	プラスチックあるいは金属製で,下肢全体の麻痺を代償し,足関節背屈を補助する目的で使用される:脳卒中,末梢神経損傷,不完全脊髄損傷患者に使用される

筋線維タイプとそれぞれの筋線維での筋増量のためのエクサイズ

筋線維タイプ	それぞれの筋線維が主に働く運動	代謝容量	ミトコンドリア	筋増量のためのエクササイズ
速筋線維タイプⅡb	急速なストップ，発進 オールアウトエクササイズ 強力かつ速い動きを要求される運動	無酸素系	なし	短い時間より速い運動 高負荷
中間線維タイプⅡa	速い収縮がつより長い間隔	無酸素系と有酸素系の複合	あり	速く高負荷で長時間
遅筋線維タイプⅠ	遅い収縮 長時間の運動	有酸素系	あり	長い時間働く 大きな力は発揮できない 強化には多重反復運動

上肢対角線パターン

A. D1 屈曲
肩甲帯前方挙上
肩関節屈曲, 内転, 外旋
肘関節(状況に応じて)
前腕回外
手関節橈側屈曲
手指橈側屈曲
母指屈曲内転

C. D2 屈曲
肩甲帯後方挙上
肩関節屈曲, 外転, 外旋
肘関節(状況に応じて)
前腕回外
手関節橈側伸展
手指橈側伸展
母指伸展外転

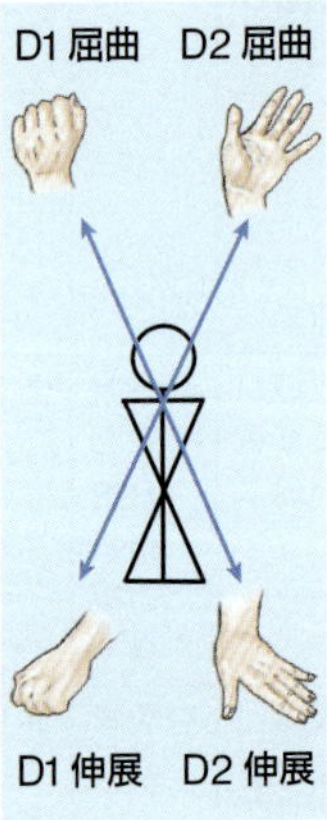

B. D1 伸展
肩甲帯後方下制
肩関節伸展, 外転, 内旋
肘関節(状況に応じて)
前腕回内
手関節尺側伸展
手指尺側伸展
母指伸展外転

D. D2 伸展
肩甲帯前方下制
肩関節伸展, 内転, 内旋
肘関節(状況に応じて)
前腕回内
手関節尺側屈曲
手指尺側屈曲
母指屈曲対立

神経筋

長谷川正哉

神経検査

脳神経と末梢神経の検査
脳神経：機能要素

番号(名)	要素	機能
I (嗅神経)	求心性	嗅覚
II (視神経)	求心性	視覚
III (動眼神経)	遠心性(体神経系)	眼瞼挙上，眼球運動(上，下，内転)
	遠心性(内臓神経系)	瞳孔収縮・レンズの遠近調節
IV (滑車神経)	遠心性	内転した眼球を下方に動かす
V (三叉神経)	混合性/求心性	顔面・角膜・舌の前方の感覚
	遠心性	咀嚼筋，音を調節
VI (外転神経)	遠心性	眼球の外転
VII (顔面神経)	混合性/求心性	舌前方の味覚
	遠心性(体神経系)	表情筋，音を調節
	遠心性(内臓神経系)	涙，唾液(腺)
VIII (聴神経)	求心性	平衡感覚(内耳)，聴覚
IX (舌咽神経)	混合性/求心性	舌後方の味覚，舌後方および咽頭の感覚，中咽頭
	遠心性	唾液分泌(耳下腺)
X (迷走神経)	混合性/求心性	胸部・腹部の内臓
	遠心性	喉頭と咽頭筋 心拍数↓ 消化管の運動の亢進
XI (副神経)	遠心性	頭部の運動 胸鎖乳突筋と僧帽筋
XII (舌下神経)	遠心性	舌の運動および形状

脊髄神経の筋抵抗テスト

評価する 脊髄領域	機能障害に対する抵抗テスト
C1	力を加えたときの頸部の回旋運動
C2, 3, 4	抵抗に対する肩の挙上
C5	抵抗に対する肩の外転
C6	肘関節90°屈曲位での抵抗運動, 抵抗に対する手関節伸展
C7	肘関節45°からの屈曲位抵抗に対する肘伸展, 抵抗に対する手関節屈曲
C8	抵抗に対する母指の伸展
T1	抵抗に対する手指の外転維持
L1, 2	抵抗に対する股関節屈曲
L3, 4	抵抗に対する背屈
L5	抵抗に対する足の母指伸展
S1	つま先歩き, 10～20°つま先挙上
S1, 2	抵抗に対する膝屈曲

疼痛および減弱がある場合:筋肉の疾患
疼痛がなく減弱のみの場合:神経障害

神経筋の発達

月齢	粗大運動と姿勢	巧緻動作（微細運動）	認知機能
1か月	腹臥位での頭部挙上，異常反射の残存	物体追視，両手は握っている 物を叩く	顔を見る 対比を好む
2か月			普通の顔を好む
3か月	背臥位から側臥位に寝返りをする 腹臥位から背臥位に偶然向きを変えることもある	把持したものを見る 物に手を伸ばすがつかめない しばしば両手を合わせて握りしめる，吸引/嚥下を順序よく行う	
4か月		ガラガラを3本指でつかむ 手を部分的に広げる	
5か月	腹臥位から背臥位に寝返りをする 一人で座る 四つ這いを開始	物を握る 母指を対立させて動かす：物をつまもうとする 哺乳瓶をつかんで口に持っていく	新しい行動を模倣する 完全に見えないものを探す 顔のパーツをゴチャゴチャに並べたスクランブルフェイスをより長く見る
6か月			
7か月	腹這いで前に進む 四つ這いの姿勢となる つかまり立ちの開始 腹臥位から座位への移行開始	腹臥位にて片方の手を伸ばす	

(続く)

(続き)

月齢	粗大運動と姿勢	巧緻動作 (微細運動)	認知機能
8か月	四つ這いで逆に進む つたい歩きをする	手を伸ばしつかむ	
9か月	背臥位から腹臥位になり四肢で起き上がる	クラッカーを自分で食べる 哺乳瓶を握る	
10か月	足だけで直立になる 両手を握ると歩ける	手首と手指を伸展する 食器を使って自分で食べようとする	
11か月	ひとりで歩く 片手を握ると歩ける	コップを持ち飲み物を飲む 食べる物を指先でつまむ	
12か月	歩く		
13か月		クレヨンを手のひらで握る	
14〜16か月	支えてあげると階段を昇る		
17か月	支えてあげると階段を降りる		

脊髄および椎体から出る神経根と主要筋群の神経支配の関連

身体的リハビリテーション：評価

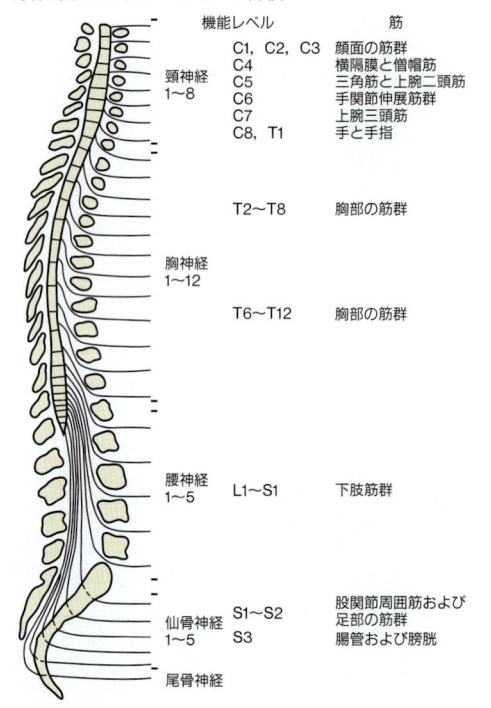

	機能レベル	筋
頸神経 1〜8	C1, C2, C3	顔面の筋群
	C4	横隔膜と僧帽筋
	C5	三角筋と上腕二頭筋
	C6	手関節伸展筋群
	C7	上腕三頭筋
	C8, T1	手と手指
胸神経 1〜12	T2〜T8	胸部の筋群
	T6〜T12	胸部の筋群
腰神経 1〜5	L1〜S1	下肢筋群
仙骨神経 1〜5	S1〜S2	股関節周囲筋および足部の筋群
	S3	腸管および膀胱
尾骨神経		

反射：筋伸張反射の評価スケール

グレード	評価	反射の特徴
0	消失	反射増強法にて筋収縮なし(触診または視診)
1+	軽度・減弱 わずかな亢進	わずかな、またはゆっくりとした筋収縮、関節運動は起こらないかわずか、収縮を誘発するには反射増強法が必要な場合もある
2+	正常	わずかな筋収縮および関節運動
3+	やや亢進	激しい筋収縮、中等度の関節運動が肉眼で確認できる
4+	異常亢進	強い筋収縮、1〜3回のクローヌス
5+	異常亢進	強い筋収縮、持続したクローヌスが併発

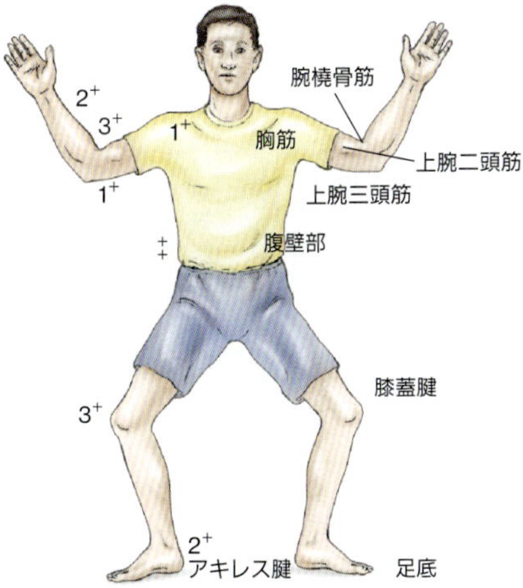

- 腕橈骨筋 2+ / 3+
- 胸筋 1+
- 上腕二頭筋
- 上腕三頭筋 1+
- 腹壁部 +/+
- 膝蓋腱 3+
- アキレス腱 2+
- 足底

皮膚反射

反射	説明	正常	異常
腹壁	腹部前壁皮膚を先の失ったものでこする（1つの皮節を外側から内側に）T6〜L1の評価	刺激の方向〜臍が変位	妊娠後期、または肥満の患者は消失することがある反射消失：皮質脊髄路（錐体細胞）の病変片側消失：脳卒中
精巣挙筋	大腿の近位および内側面の皮膚をなでる（L1, L2領域）	なでると精巣が反応し挙上	脊髄の腰仙部の障害または錐体路障害により反応
球海綿体反射	陰茎亀頭部をつかむ（L2〜S4領域）	陰茎基部の球海綿体筋収縮が触知可能	脊髄円錐および仙部脊髄神経路の損傷により反応消失
肛門括約筋	肛門周囲の皮膚をこする（S2〜S4領域）	外肛門括約筋の収縮	脊髄円錐の損傷およびL2より上部の完全脊髄損傷で反応消失
足底（最も一般的に行われる検査）	足底を筆などでなでるように刺激：踵骨→内側→中足骨頭の外側（刺激：圧迫1秒、つま先の足底屈、膝関節の完全伸展（L5〜S2）	長指屈筋、長母指屈筋、虫様筋の作用により誘発され、つま先の足底屈	Babinski反射：母指の背屈と他4指開扇（脊髄損傷の質損傷の所見）

134

異常な筋伸張反射：上位運動ニューロンあるいは前頭葉のダメージにより出現

異常反射	説明
下顎反射第V(脳神経)	下顎を指で軽く押さえる：指で顎が開くように叩く 反射陽性：顎が反射的に閉じる
口とがらし反射第Ⅶ(脳神経)	上唇の人中部分を叩打する 反射陽性：唇をすぼめる
眉間反射第Ⅶ(脳神経)	眉間を叩く 反射陽性：叩くと瞬きをする
Hoffmann徴候(正中神経C6～C8)	中指の末節骨をはじく：手関節中間位，中手指節関節軽度伸展位 反射陽性：母指と示指が対立方向に動く

けい縮評価 Modified Ashworth Scale(MAS)

グレード	説明
0	筋緊張の増加なし
1	緊張が軽度増加．屈曲・伸展で引っかかるような感じが現れ消失するか，ROMの終わりにわずかな抵抗感がある
1+	緊張が軽度増加．引っかかる感じの後，ROM全般にわたり抵抗感がある
2	ROMのほとんどで中等度に緊張は増加しているが，身体各部は容易に動かすことができる
3	重度緊張(他動運動が困難)
4	屈曲・伸張しても患部が硬い

緊張の定義

異常所見	タイプ	定義
けい性:速度依存 ≠筋トーン	折り畳みナイフ反射	他動的伸張運動により強い抵抗,その後急激に弛緩
	クローヌス	拮抗筋の周期的なけい性運動亢進:腓腹筋に多い
	除脳固縮	持続性の筋収縮,体幹および四肢が完全に伸張した姿勢:けい性の亢進状態
	除皮質固縮	持続性の筋収縮,体幹および下肢は伸張し,上肢は屈曲した姿勢:けい性の亢進状態
固縮:主動筋および拮抗筋の抵抗が均一に↑(身体各部の剛性と不動)	歯車様固縮	他動運動により歯止めのような反応:断続的な緊張,および動作に対する抵抗
	鉛管様固縮	持続する硬直
弛緩性(筋緊張↓)あるいは筋緊張の欠如		他動運動抵抗↓:伸張反射↓,四肢は弛緩,関節の過伸展がみられる弱化もしくは麻痺:上位運動ニューロンあるいは脳卒中からくる一時的なもの(脊髄ショック),下位運動ニューロンによる持続性のもの
ジストニア(筋失調症),運動過多性障害:筋緊張の障害,持続性の不随意運動		筋緊張は不規則に変化:ジストニア姿勢:反復的なねじり運動や変形中枢神経疾患の所見:遺伝的または神経変性疾患や内分泌系疾患に伴って発現(けい性斜頸の所見でもある)

小児の反射検査

	反射	刺激	反応
原始反射/脊髄	引っこめ反射 (Flexor Withdrawal)	座位, 背臥位にて足底をピンなどで刺激する	足指伸展, 足背屈, 膝・股屈曲 消失 1～2 か月
	交叉性伸展反射 (Crossed Extension)	背臥位にて片足を伸展させ, 母指球に不快な刺激を与える	対側下肢が屈曲した後, 内転し伸展する 消失 1～2 か月
	引き起こし反射 (Traction)	両前腕をつかみ背臥位から座位に引き起こす	上肢の全屈曲反応 出現 28 週頃 消失 2～5 か月
	Moro 反射	頭位の急な変化	上肢の伸展と外転 消失 5～6 か月
	驚愕反射 (Startle)	突然の大きい音刺激	上肢の伸展と外転 生涯継続
	把握反射 (Grasp)	手掌あるいは母指球の圧迫	手指と足指の屈曲 消失:手指4～6か月, 足指9か月

(次のページに続く)

小児の反射検査(続き)

	反射	刺激	反応
緊張/脳幹	非対称性緊張性頸反射（ATNR）	一側方向への頭部回旋	フェンシングの姿勢 消失4〜6か月
	対称性緊張性頸反射（STNR）	頭部の屈曲か伸展	頭部の屈曲により上肢の屈曲と下肢の伸展が発生 頭部の伸展により上肢の伸展と下肢の屈曲が発生 消失8〜12か月
	緊張性迷路反射	腹臥位か背臥位	腹臥位：屈筋緊張↑ 背臥位：伸筋緊張↑ 消失6か月
	陽性支持反射	立位で母指球に圧迫	下肢の硬直・伸展 消失6か月
	連合反応（運動）	身体各部における随意的な抵抗運動	安静にしている手足の不随意運動 消失8〜9歳
	身体を動かしたときの頸の立ち直り反射	背臥位で他動的に頭部を一方向に回旋	全身の回旋が起こる（丸太様寝返り） 消失5歳
	身体を動かしたときの体幹の立ち直り反応	体幹の上部または下部を他動的に回旋	身体は回旋した体節に揃うように同方向に回旋する 消失5歳

(続く)

(続き)

	反射	刺激	反応
緊張/脳幹	迷路性頭部の立ち直り反応	あらゆる体位で目隠しをして身体を傾斜させる	頭部は垂直位を保つ 生涯継続
	視覚性立ち直り反応	さまざまな方向に傾け体位を変化させる	頭部が垂直位に保たれる 生涯継続
	頭部が動いたときの身体の立ち直り反応	腹臥位か背臥位	頭部が垂直位に保たれる 消失5歳
	保護伸展反応	重心を支持基底面外に移動させる	上肢/下肢を伸展・外転させ、身体を保護および支持する 生涯継続
	平衡反応：傾斜	支持面を動かす/傾斜させることにより重心を移動させる	傾斜に対して体幹を垂直に保つため体幹を動かす 生涯継続
	平衡反応：姿勢固定反応	身体に外力を加える：重心を変化させる	外力方向に体幹の側屈、四肢は同側に伸展および外転 生涯継続

感覚検査

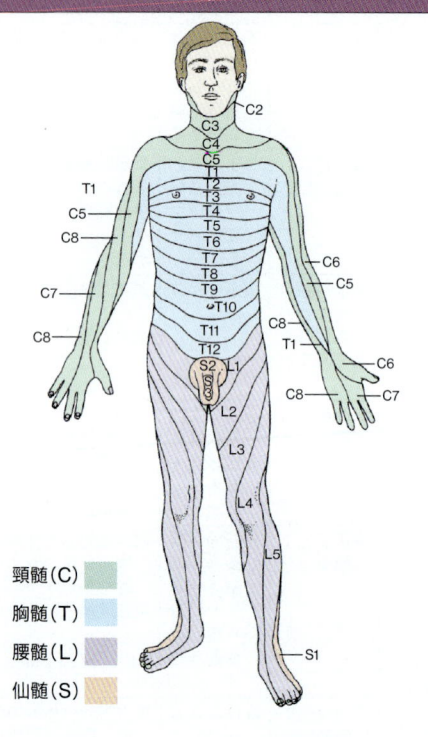

感覚検査

検査	検査方法	反応
疼痛：鋭/鈍	ピンと尖っていないもの（同じピンの尖っている部分と尖っていない部分）を使用：「目を閉じて、触っているものが尖っているかどうか」を質問する	↓：交叉している脊髄視床路が短絡しているとき(例：慢性疼痛)
温度覚	試験管の温水と冷水を使用：「冷たいか温かいか教えてください」と質問する	前外側路障害の確認
軽い触覚	皮膚を綿で叩くように触れる：「いつ，どこに触れたか」を質問する	↓：解剖学的な神経損傷のパターンを検査，複数の神経および神経根領域に異常あり，脳/脳幹損傷 ↓：四肢のすべてで発現している場合：末梢神経・多発性ニューロパチー 運動の欠如：脊髄損傷
位置覚	他動的な関節の移動（手指・足指・手関節・足関節）	↓：関節あるいは筋の受容器の障害，有髄の求心性神経の障害，感覚処理障害
振動覚	叩いた音を骨隆起部や爪に当てる	大径線維に影響を与える末梢神経障害(脱髄性ニューロパチー)，または中枢神経における脱髄：脱髄神経線維の機能回復を示す

（次のページに続く）

感覚検査(続き)

検査	検査方法	反応
立体認知	手で日用品を触らせ何かを特定させる	↓：上行性の神経路か頭頂葉の障害
二点識別覚	空間的位置確認（コンパス2つの先端が1つと認識されるまで距離を短くしながら先端を当てる）	識別覚の大まかな測定
両側同時刺激	閉眼にて，軽く身体の片側を触り，続いてもう一方を触る：患者はどちら側のどの部分が触られたかを答える	頭頂葉の病変：片側のみ刺激されたと感じる
図形認識	数字か文字を指で手のひらに描く	↓：脊髄後索，内側毛帯，視床後腹側核，頭頂葉の障害

(Gulick D：OrthoNotes：Clinical Examination Pocket Guide, p118, FA Davis Co, Philadelphia, 2005 より)

感覚機能の臨床検査の分類

機能系	臨床検査
前外側系	ピン痛覚，温度覚，深部痛
脊髄の後柱/内側毛帯	軽い触覚，振動覚，位置覚
皮質感覚系	図形認識，立体認識，二点識別覚

関連痛：内臓に起因した痛み

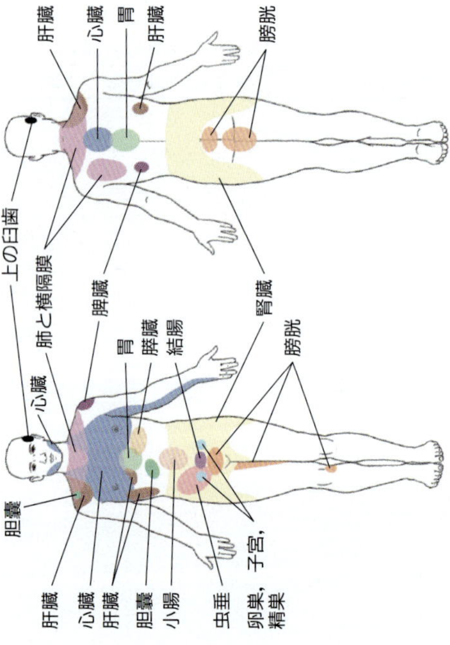

- 肝臓
- 心臓
- 胃
- 肝臓
- 膀胱
- 上の臼歯
- 心臓
- 肺と横隔膜
- 胆嚢
- 肝臓
- 心臓
- 肝臓
- 胆嚢
- 小腸
- 虫垂
- 卵巣, 精巣
- 子宮
- 膀胱
- 腎臓
- 結腸
- 膵臓
- 胃
- 脾臓

胸郭出口症候群のアセスメント

鎖骨下動脈，静脈，および/または腕神経叢の検査では，患者を異なる体位にし，その部位を圧迫するように動かす．

検査：検査者は検査を実施している側の橈骨動脈拍動を観察する
反応：拍動が遅くなる：前斜角筋により鎖骨下動脈の圧迫検査陽性

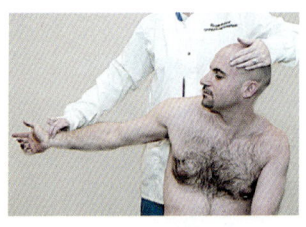

検査：リラックスした姿勢から肩関節(肩甲帯)の後退と下制を行う
反応：何かしらの徴候あるいは橈骨動脈拍動の遅延がみられるときは，神経血管束の圧迫検査陽性

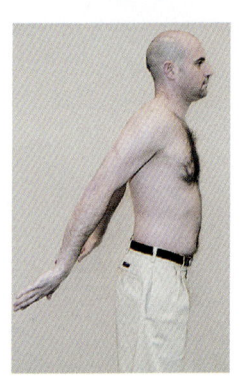

(次のページに続く)

胸郭出口症候群のアセスメント(続き)

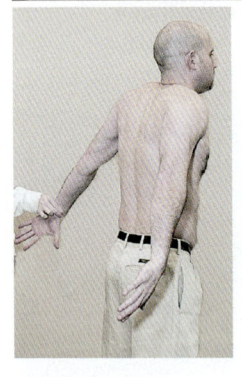

検査：患側上肢を外転位に動かす：拍動と徴候を観察する
反応：徴候の出現と橈骨動脈拍動の遅延が発生する

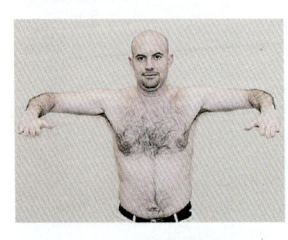

検査：3分間腕挙上テスト：腕を90°外転し、肘関節を90°屈曲させる(手を開閉させる)
反応：3分間継続できない、または何かしら徴候が発現した場合は陽性

バランス検査および反応

構成	バランス反応	検査
感覚要素	身体と身体部位の位置を周辺環境との関係から検出する ■視覚系 ■身体知覚系 ■前庭系	めまいの検査 固有受容器 自動姿勢反応 筋緊張の調整 交叉性伸展反射 注視の安定性 皮膚の機能 伸張反射検査 引っこめ反射 視覚誘導運動 姿勢筋活動 視野検査 加速・減速・回転に対する頭部の安定化 頭位, 体幹, 四肢の立ち直り反応 視力検査：スネレン視力表検査
感覚相互作用	平衡感覚：支持基底との関係で重心の位置を知覚する	異なる感覚条件で立位バランスを評価する ■地面：やわらかい床面/通常/その他 ■視覚情報は閉眼状態から開眼状態にすると変化する
筋骨格要素	単純な伸張反射, 機能的伸張反射, 姿勢調整および平衡反応	ROM 筋力 緊張 姿勢(静的バランス), 動作(動的バランス), およびバランス阻害要因に対する反応を評価 姿勢調整の評価

機能的バランス検査

検査	説明
Berg Balance Scale (BBS)	姿勢評価/14条件でコントロール：座位・立位・片脚立位での支持基底↓
Functional Reach Test (FRT)	踏み返しを行わず手を前方に伸ばす能力の評価
Time Up & Go Test (TUG)	動的バランスの評価/動きやすさの評価：椅子から立ち上がり，3m歩き，ターンし再び椅子に座るまでの時間を計測
バランス測定：並列立位，セミタンデム立位，タンデム立位	異なる足の位置でバランスを保てる時間を計測

機能的バランスグレード

グレード	説明
正常	支持なしでバランスを保つことができる．最大負荷に対応でき，かつ体重移動も可能
優	支持なしでバランスを保つことができる．中等度の負荷に対応でき，体重移動も可能，しかしいくつかの制限が顕在
良	支持なしでバランスを保つことができる．負荷には対応できず，体重移動によるバランス保持も困難である
可	バランス保持に支持が必要
不可	バランス保持に最大限の支持が必要

記憶検査
精神状態検査

要素	説明	検査例
意識レベル	鈍麻,昏迷,嗜眠,昏睡	家族による観察
注意	気を散らすことなく,刺激や課題に集中し続ける能力	既往歴について質問する,与えられた数字の羅列を復唱する
見当識	人物 場所 時間	あなたの名前は？ どこにいますか？ 何日ですか？ 現在の総理大臣は？
言語機能	流暢 復唱 理解 自発語 名称と単語想起	個人的な出来事,文章問題,家族,共通の関心事について質問する
読み書き	学習と記憶 即時想起 短期・長期記憶	過去の時事問題,算数問題の想起 文章問題
皮質と認識の機能	基礎知識 計算能力 ことわざ プラキシア/失行 認知力/失認	計算 メッセージの想起 ことわざ
気分と情動	感情,情緒,身体および自発的な行動：現状に適切かを判断する	観察
思考内容	思考の豊かさおよび構成(パラノイア：思考内容の障害)	経歴,個人的な経験,および家族歴の質問

協調性検査

検査	説明	異常
踵膝(踵つま先)試験	背臥位:反対の下肢のかかとで膝と母指を交互に触る	小脳機能障害:遅延/非律動
鼻指鼻試験	座位:鼻先とセラピストの指を示指にて触る(セラピストは指の位置を変える)	小脳機能障害:運動失調/遅延
円描画	上肢あるいは下肢にて中空に円を描く(背臥位で行ってもよい)	小脳疾患:運動失調/遅延
指指試験	肘伸展位にて肩を90°外転させる(両示指を正中線にて合わせる)	企図振戦にて遅延
指鼻試験	肘伸展位にて肩を90°外転させる(指先を鼻先にもっていく)	小脳疾患:不安定/振戦(動作時/企図振戦)
指の対立	母指でその他の指先に順に触れる:徐々にスピード↑	拮抗運動反復不全:急速な収縮と弛緩遂行能力不全
指-(セラピストの)指試験	座位で対面しセラピストは患者の前に指を構える.患者はセラピストが動かした指に触る	遅延/非律動

(続く)

(続き)

検査	説明	異常
跳ね返り試験	肘関節屈曲位：セラピストは二頭筋の等尺性収縮を徒手抵抗にて誘発する：抵抗を急に緩める	拮抗筋群(三頭筋)が収縮しない．そして動きを"阻止"できない
回内・回外試験	肘関節90°屈曲位にて体側につける 患者は回内・回外を繰り返す，徐々にスピード↑	動作緩慢，非律動
足タップ試験	膝を上げずに母指球にて床を軽く叩く：かかとは床につけたままにする	動作緩慢，かかとを床につけておくことができない
手タップ試験	肘関節屈曲位：前腕回内位，膝を手で軽く叩く	動作緩慢，速いタップができない
姿勢保持	上肢：腕を水平前方に上げる 下肢：膝を伸展位に保持する	腕や膝の位置を保持できない(運動失調)

自律神経機能テスト	
心拍数/血圧	起立性低血圧の徴候
膀胱/直腸	失禁，反射性の排尿・排便
交感神経活動亢進の徴候	過度の発汗，触診，血圧↑，顔面紅潮，頻脈，鼻閉，不整脈，動悸，頭痛，顔面蒼白か斑点の出現，鳥肌(立毛)
交感神経ジストロフィーの徴候(反射性交感神経性ジストロフィー)	栄養変化： ■皮膚と爪の質感，皮膚色 ■脱毛 浮腫，発汗欠如，末梢体温の調整能↓
Horner 症候群	縮瞳(乳頭拡張)，眼瞼下垂，無汗症，顔面紅潮
嚥下困難	嗄声
胃腸障害	悪心，嘔吐，胃腸運動性の変化

上位および下位運動ニューロン障害：症状と徴候

症状と徴候	上位運動ニューロン	下位運動ニューロン
不全麻痺/麻痺	痙性	弛緩性
深部腱反射	亢進	減弱または消失
他動伸長反応	速度依存性抵抗↑	筋の被動性↑
筋の協調性	筋収縮を分離する能力↓	筋収縮を分離する能力の保持
筋力	随意運動で，適切な型通りの運動パターンができない：筋力の判定困難	患側筋の萎縮
筋電図の結果	活動性の亢進	脱神経の所見
Babinski徴候とHoffmann反射	陽性	陰性

脊髄損傷における膀胱直腸機能の変化

機能障害	直腸	膀胱	性機能
脊髄ショック	反射的な運動はない	弛緩性:緊張なし	不能
上位運動ニューロン	反射性腸管:指による刺激に反応	充満圧の状態に反応し収縮/反射し,排尿が起こる 反射弓の残存 通常一時的にカテーテルを使用する	男性:反射性の勃起不能(射精は3%のみ) 反射性の性的興奮不全(潤滑,充血,陰核充血) 女性:受胎/妊娠は正常,しばしば早期分娩
下位運動ニューロン	自律性/非反射性直腸:いきみと用手排便が必要	非反射性膀胱:弛緩 腹腔内圧の上昇/Crede法と定時排尿法により排尿	男性:しばしば勃起不能,25%心因性勃起不能,15%射精 女性:反射性の性的興奮不全,心因性反応陽性,受胎/妊娠は正常,しばしば早期分娩
不全麻痺	通常,完全上位運動ニューロン不全と類似	通常,完全上位運動ニューロン不全と類似	男性:98%は反射性の勃起不能 女性:反射性の性的興奮不全

Glasgow Coma Scale

点数	開眼	言語反応	運動反応
6			指示に従う(不随意運動なし)
5		見当識:人,場所,時間がわかる	限局的:痛み刺激に対し手で払いのける
4	自発的:脳幹機能の活動メカニズムは正常であることを示している	混乱:質問に反応するが,時に失見当識や混乱を示すことあり	屈筋:正常 痛み刺激に対して肩や腕を屈曲させる
3	音刺激に反応:呼びかけると開眼	不適切:会話を理解できない(会話は成立しない)	屈曲:異常 痛み刺激に対して除皮質硬直様の反応
2	痛み刺激:顔ではなく,手足に痛み刺激を加える	理解不能:うめくような意味不明の音	伸展:異常 肩の内転と内旋(前腕の回内)
1	開眼せず	反応なし	反応なし

Rancho Los Amigos 認知機能スケール

スコア	スケールの説明
X	意図的で適切：あらゆる環境で複数の仕事を同時にこなす/休息が必要なことがある 記憶を補う道具を自力で使用できる
IX	意図的で適切：仕事を休んだり戻ったりすることを自主的にできる．2時間で適切に完了する 記憶を補う道具を使用する
VIII	意図的で適切：過去や最近の出来事を想起し，周囲の環境を認知している 新しく学習したことを記憶しておくことができる
VII	自動-適切：病院や家庭での日々の行動では適切に行動でき，混乱していないようにみえる/ロボットのよう
VI	混乱-適切：外部からの合図または指示があれば行動できる/簡単な指示に従う
V	混乱-不適切：簡単な命令に対して常に反応する/複雑で，外部構造が欠如した指示には適切に反応できない
IV	混乱-興奮：活動性の増強状態/奇妙な行動/目的はない
III	限局反応：刺激に対する特異的反応はあるが一貫性がない
II	全身反応：刺激に対し一貫性，目的性がなく，非特異的な状態で反応する
I	無反応

意識消失の一般的な原因

状態	徴候
急性アルコール中毒	昏迷，不快な刺激に反応する，呼気のアルコール臭，中等度の瞳孔拡張，瞳孔反応は等しい，呼吸は深く雑音あり，血中アルコール濃度>200 mg/dL
頭蓋外傷	しばしば局所的な徴候または外傷の病歴あり，瞳孔反応は非対称・遅延または消失，脈拍は変化しやすい，血圧も変化しやすい，反射は警戒徴候(麻痺と失禁の可能性，CTでは頭蓋内の出血または骨折の所見あり)
脳卒中：虚血または出血	通常高血圧または脳血管障害の病歴，非対称性に突発的に発症，瞳孔は非対称で非活動，局所神経症状，片麻痺
てんかん	突発的なけいれん発作，失禁の可能性，瞳孔反応あり，舌を噛むまたは瘢痕
糖尿病性アシドーシス	段階的に発症，皮膚の乾燥，顔面紅潮，呼気のフルーツ臭，過換気，ケトン尿症，高血糖，血中の代謝性アシドーシス
低血糖	けいれん発作を伴い，急激に発症する可能性あり：立ちくらみが先行する，発汗，悪心，冷汗，動悸，頭痛，空腹感低体温，瞳孔反応あり 深部腱反射の亢進，Babinski徴候陽性
失神	突発，情緒危機または心臓ブロックに関連，昏睡が深くあるいは長くなることはめったにない，蒼白，脈の遅延，その後速く弱くなる 背臥位で覚醒
薬物	原因不明の急性昏睡の70%の原因

神経学的診断

神経学的検査/徴候	検査からの情報	注意/留意事項
臨床的筋電図:運動単位の活動電位を調べるため針を刺入(運動単位の活動と神経筋系の統合性を計測,筋の除神経範囲と変性部位の特定)	筋収縮に伴う電気的な活動が記録される 下位運動ニューロンの障害と神経根の圧迫,ミオパチーと神経性の関与	検査者は患者の力を判断する:正常に運動しているか判定する 不適切な配置:活動電位の記録に誤差を与える 解剖学的異常の解釈の問題:経験を積むことで解釈の精度は向上する
運動学的筋電図:一定の目的動作における筋機能の評価	筋の反応パターン,活動電位の出現と休止,反応レベル 特異的な筋の活動の促進または抑制に用いられる	神経伝導速度から収集した情報と比較する 臨床的筋電図と同様の注意事項
神経伝導速度:運動と感覚といった末梢神経を評価するために表面電極を使用する	末梢のニューロパチーの評価,運動ニューロン障害,脱髄性の障害	小さい無髄のC線維の神経障害を引き起こす末梢神経障害は,通常の検査では発見できない 早期の末梢性ニューロパチーでは感覚は欠損するが,運動機能は正常なことがある

(続く)

(続き)

神経学的検査/徴候	検査からの情報	注意/留意事項
脳波検査:あらゆる脳機能障害の評価,特にてんかんの評価	発作の鑑別診断:特に無意識発作,EEG活動消失,脳死判定	敏感だが特異的ではない,低額で実施できる
脳磁図:あらゆる脳機能障害の評価,特にてんかんの評価	NEW:脳の活動電位により発生する磁場が記録される	脳電図より精度が高い
CT:脳と脊髄の構造的病変の確定	以下のような脳/脊柱疾患を評価する際に採用される検査:急性外傷,脳内出血,くも膜下出血,頭蓋骨骨折,頸椎/腰椎神経根病変,腕あるいは腰仙神経叢の病変	高額(代謝性または炎症性疾患)金属が体内で使用されている患者について,MRIの代わりに実施される(ペースメーカ,脳動脈瘤クリップなど),患者が興奮状態,または閉所恐怖症の場合
腰椎穿刺:中枢神経系の感染の確認(脳血管障害のための抗凝固療法を開始する前に実施)	細胞計数と分画腫瘍細胞の細胞学的検査バクテリアおよび細菌染色微生物の培養	穿刺部位の組織の感染がある場合は禁忌検査の合併症:頭痛および腰痛
血管造影:脳や脊髄の血管の造影	脳血管障害,脳静脈洞,頭蓋内動脈瘤および脊髄動静脈異常の評価	造影剤に対するアレルギーがないか評価

(次のページに続く)

神経学的診断(続き)

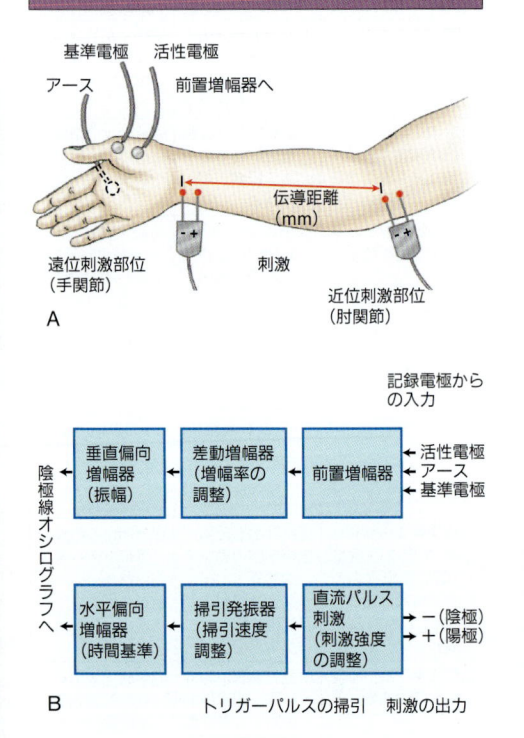

A

基準電極　活性電極
アース　　前置増幅器へ
伝導距離(mm)
遠位刺激部位（手関節）
刺激
近位刺激部位（肘関節）

B

記録電極からの入力

垂直偏向増幅器（振幅） ← 差動増幅器（増幅率の調整） ← 前置増幅器 ← 活性電極／アース／基準電極

陰極線オシログラフへ

水平偏向増幅器（時間基準） ← 掃引発振器（掃引速度調整） ← 直流パルス刺激（刺激強度の調整） －(陰極) ＋(陽極)

トリガーパルスの掃引　刺激の出力

| 評価 | 心筋 | 筋骨格 | 神経筋 | 反膚 | 検査 | 薬剤 | 参考資料 |

簡易スクリーニング

運動調整能の評価：すべてのエリアの状態を正常か異常にチェック．

正常	異常	テスト
——	——	認知
——	——	コミュニケーション
——	——	覚醒水準
——	——	感覚
——	——	知覚
——	——	柔軟性
——	——	緊張
——	——	深部腱反射
——	——	原始反射
——	——	立ち直り反応
——	——	筋力
——	——	動作パターン
——	——	協調性
——	——	バランス
——	——	歩行
——	——	機能的能力

神経筋に対する介入

手技介入	具体的な活動
バランス，協調性と敏捷性のトレーニング	発達上の能力トレーニング，運動調整と学習のトレーニング/再訓練，神経筋教育/再教育，知覚トレーニング，姿勢認識トレーニング，感覚トレーニング/再訓練，特異性のトレーニング，前庭のトレーニング

(次のページに続く)

神経筋に対する介入(続き)

手技介入	具体的な活動
ボディメカニクスと姿勢安定化	ボディメカニクストレーニング, 姿勢調整トレーニング, 姿勢安定化トレーニング, 姿勢認識トレーニング
歩行と移動トレーニング	発達上の動作トレーニング, 歩行トレーニング, 知覚トレーニング, 車いすトレーニング
神経筋発達トレーニング	運動機能トレーニング, 動作パターントレーニング
柔軟体操	筋の伸長とストレッチ：ROM運動
筋力増強, パワーと持久力トレーニング	自動介助運動, 自動抵抗運動（求心性/遠心性, 等運動性, 等尺性, 等張性） 特異性のトレーニング
電気治療モダリティ	バイオフィードバック, 電気刺激
物理療法と機械的治療	パルス電磁場 凍結療法 水治療法 光線療法：赤外線, レーザー, 紫外線 音波療法：フォノフォレシス, 超音波 温熱療法：透熱療法, 乾熱, ホットパック, パラフィン 圧迫治療：包帯, ガーメント, テーピング, キャスト固定, 血圧計による圧迫 重力アシストによる圧迫装置：起立/ティルトテーブル CPM牽引装置：間欠性/姿勢性/持続性

(続く)

(続き)

手技介入	具体的な活動
セルフケア，家事全般に関する機能的トレーニング	ADLトレーニング，家屋改修など，機器/装置の使用およびトレーニング，機能的トレーニングプログラム：腰痛教室，環境シミュレーション，課題適応，移動トレーニング，IADLトレーニング，けがの予防や軽減
職場，コミュニティおよび余暇における機能的トレーニング	セルフケアや家事全般と同様に仕事，社会，余暇活動に応じたトレーニング

特殊な病態/患者集団

脊髄損傷者の潜在的な問題

問題	徴候	説明
自律神経異常反射	高血圧 徐脈 多量発汗 痙性の亢進 頭痛 損傷部位上位の血管拡張 鳥肌	T6より高位の損傷における病的反射(時間とともに症状の出現↓：まれに障害後3年まで反射が残る) 損傷レベル以下では有害な刺激から急性症状が出現：膀胱拡張，直腸拡張，創傷圧迫，尿路結石，膀胱感染症，褥瘡，腎機能障害，環境による体温変化 医学的な緊急事態に対する治療：カテーテルのねじれの評価(位置変更)，炎症の原因の評価：膀胱や腸の洗浄

(次のページに続く)

脊髄損傷者の潜在的な問題(続き)

問題	徴候	説明
起立性低血圧	起立による血圧↓	筋緊張↓による交感神経の血管収縮調整の不足,頸椎や上部胸椎などより高位の損傷 脚,足関節,足部に浮腫 治療:徐々に垂直位にしていく,ストッキングや腹帯にて圧迫する,血圧を↑させる薬剤投与,浮腫軽減のため利尿薬投与
異所性骨形成	ROM↓	障害高位以下の軟部組織に骨形成:関節および関節包外の問題 関節の動きと機能の問題 治療:薬剤,ROMによる理学療法,手術
拘縮	極度のROM制限	姿勢により二次的に発生する拘縮:短縮が続く 原因:筋活動,重力,姿勢保持の欠落
深部静脈血栓症(DVT)	局所の腫脹,紅斑と熱感	血栓(血餅)が静脈内で発生(肺に到達する可能性):心停止と肺塞栓の危険性↑ 治療:抗凝固薬(ヘパリンが第1選択)
骨粗鬆症 腎臓結石	結石 骨折,姿勢の変化	骨量↓(骨折の危険性↑):最初の6か月の推定リスク↑(損傷後血中カルシウム濃度↑,結石のリスク↑)
褥瘡	紅斑,皮膚の損傷	軟部組織の潰瘍:体重による圧迫から起こる

コミュニケーション障害

障害	説明
健忘性失語	物の名前を言うのが困難：単語発見の問題
Broca 失語	表出が困難で，複雑な構文の理解もやや困難
伝導性失語	会話言語の反復が困難：単語発見が停止し，文字や言葉全体が置き換えられる
交叉性失語	一時的(右半球の病変がある右片麻痺患者に起こる)，理解能力↓
全失語	最も一般的で重度な型(自発語)：いくつかの定型的な言葉/音(理解能力↓または欠損)，反復，読書および書字：障害
皮質下性失語 (視床失語)	理解能力↓を伴う構音障害および軽度の健忘性失語，視床・被殻・尾状核・内包の病変
超皮質性失語	自発語は限定的：反復可能，理解力，読解力は良好
Wernicke 失語	聴覚による理解に重度の障害があり，質問には適切に反応できない
失書症	書字能力の障害：失語に関連(言語領域の後方あるいは前方に病変がみられる)
失韻律	言葉のリズム性障害：イントネーションのパターンや言語表出の変化
構音障害	構音のための筋の調整が困難

米国脊髄損傷協会分類

機能障害評価	説明
A：完全, 骨髄麻痺	S4-5領域の運動・感覚機能はともに完全麻痺
B：不全	神経学的レベルより下位に知覚のみ残存し，運動機能は麻痺
C：不全	神経学的レベル以下の運動機能は残存しているが，主要筋肉の半分以上は筋力グレード3未満
D：不全	神経学的レベル以下の運動機能は残存し，主要筋肉の半分以上は筋力グレード3以上
E：正常	運動・感覚機能はともに正常

脳卒中後の予後不良患者

1. 覚醒レベル↓，不注意，記憶障害，新しい課題を学習できない，または単純な指示に従えない＿＿＿
2. 重度の無視，疾病失認＿＿＿
3. 重度の医学的疾患，特に心疾患や変形性関節症＿＿＿
4. 深刻な言語障害＿＿＿
5. 社会および経済的問題(家族の支援や保険，退院後の収入の問題など)＿＿＿

共同運動

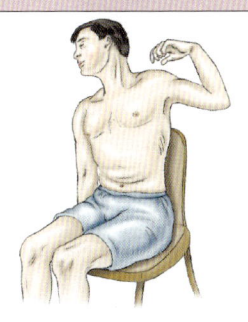

屈曲共同運動

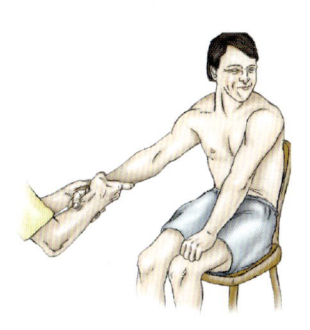

伸展共同運動

脳卒中の共同運動パターン		
	屈曲共同運動の要素	伸展共同運動の要素
上肢	肩甲骨後退/挙上や過伸展 肩関節外転/外旋 肘関節屈曲* 前腕回外 手関節と手指屈曲	肩甲骨前突 肩関節内転*/内旋 肘関節伸展 前腕回内* 手関節と手指屈曲
下肢	股関節屈曲*, 外転, 外旋 膝関節屈曲 足関節背屈, 内反 足指の背屈	股関節伸展, 内転*, 内旋 膝関節伸展* 足関節底屈*, 内反 足指の屈曲

*最大の要素

PT実践ガイド：神経筋に対して推奨される実践パターン

推奨される実践パターン：第一次予防/バランス能力↓と転倒リスクの軽減 対象：高齢者，感覚の変化，認知症，うつ，めまい，転倒歴，投薬，筋骨格系の疾患，神経筋の疾患，長期の安静，前庭の病変
推奨される実践パターン：神経運動発達の障害 対象：感覚の変化，出生時外傷，発達遅滞，染色体異常，発達性協調運動障害，発達遅滞，統合運動障害，胎児性アルコール症候群，未熟児
推奨される実践パターン：非進行性の中枢神経障害に関連した運動・感覚機能障害：先天的な原因か幼児期・小児期の発症 対象：脳の無酸素症/低酸素症，出生時外傷，脳の異常，脳性麻痺，脳炎，早産，外傷性脳損傷，中枢神経障害を伴う染色体異常，水頭症，中枢神経障害を伴う感染症，髄膜瘤，腫瘍，係留脊髄
推奨される実践パターン：青年期および成人期に発症した感覚機能，運動機能障害がある非進行性の中枢神経系障害 対象：動脈瘤，脳の無酸素症/低酸素症，ベル麻痺，脳卒中，中枢神経障害を伴う感染症，頭蓋内の脳神経外科手術，腫瘍，発作，外傷性脳損傷
推奨される実践パターン：進行性の中枢神経障害を伴う運動・感覚機能障害

（次のページに続く）

PT実践ガイド：神経筋に対して推奨される実践パターン(続き)

対象：AIDS，アルコール性運動失調，アルツハイマー病，筋萎縮性側索硬化症，基底核変性疾患，小脳性運動失調症，小脳疾患，突発性進行性皮質疾患，頭蓋内の神経外科的な手術，ハンチントン病，多発性硬化症，腫瘍，パーキンソン病，原発性側索硬化症，進行性筋ジストロフィー，発作
推奨される実践パターン：末梢神経損傷に関連した末梢神経および筋の機能障害 対象：ニューロパチー：手根管・肘部管症候群，エルブ麻痺，橈骨神経・足根管症候群；末梢性前庭障害：内耳炎，発作性頭位めまい症；手術による神経障害，外傷性神経障害
推奨される実践パターン：急性あるいは慢性の多発性ニューロパチーに関連した運動・感覚機能障害 対象：切断，ギラン-バレー症候群，ポストポリオ症候群，多発性軸索神経障害：アルコール性，糖尿病性，腎性，自律神経系機能異常，ハンセン病
推奨される実践パターン：脊髄の非進行性の障害に関連した運動機能，末梢神経，感覚機能の障害 対象：良性脊髄腫瘍，完全/不全脊髄病変，脊髄の感染性障害，脊髄の圧迫：脊椎間関節の退行性変性，椎間板ヘルニア，骨髄炎，脊椎症
推奨される実践パターン：昏睡，半昏睡，植物状態に関連した覚醒レベル，運動範囲と運動調整の障害 対象：脳の無酸素症，出生時外傷，脳卒中，中枢神経を侵す感染性/炎症性の疾患，腫瘍，早産，外傷性脳損傷

(APTA：Guide to physical therapy practice, 2nd ed, American Physical therapy Association, 2001 より)

皮膚

島谷康司

アセスメント

皮膚のアセスメントは，以下を含む：
- 皮膚に外傷を生じさせる，またはそれを軽減させる活動，体位，姿勢(観察，圧感覚分布，規模)
- 皮膚に外傷を生じさせる，またはそれを軽減させる可能性がある(自助具，補装具，矯正用具，保護用具，補助器具など)
- 皮膚特性は，以下の項目を含む：
  - 水疱形成
  - 皮膚の色の連続性
  - 皮膚炎
  - 発毛
  - 運動能
  - 爪の成長
  - 知覚
  - 体温
  - 質感
  - 皮膚弾力
- 熱傷の描写および定量化
- 損傷特性
  - 出血
  - 収縮
  - 深さ
  - ドレナージ
  - 露出した解剖学的構造
  - 部位
  - におい
  - 色素
  - 形状
  - 大きさ
  - 病期分類，進行と病因
  - トンネル状態
  - 穿掘性
  - 脈拍/脈管の検査
  - 周囲損傷：周囲径長，浮腫，など
  - 疼痛
- 損傷瘢痕組織特性
  - バンディング
  - 柔軟性
  - 知覚
  - 質感
- 感染の徴候
  - 培養
  - 観察
  - 触診

熱傷の分類

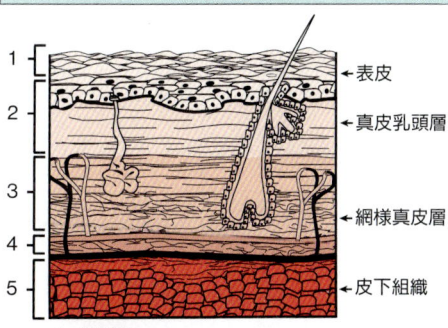

- → 表皮
- → 真皮乳頭層
- → 網様真皮層
- → 皮下組織

1. 表皮性
2. 真皮浅層
3. 真皮深層
4. 全層
5. 皮下

（次のページに続く）

熱傷の分類（続き）

分類	特性 知覚	特性 水疱	色	治癒の状態
表皮	疼痛／運動発性疼痛	通常なし	赤	乾燥する、しかし浮腫を認める場合がある
真皮浅層	激痛	破裂していない水疱	赤	水疱、浮腫を伴って発現
真皮深層	痛みを伴うが、浅層のものより激しくない	破裂	赤、なめらかなву白	中等度の浮腫および破裂した水疱により湿っている
全層	疼痛や温度に対し無感覚	なし	白、茶色、黒、赤	硬い羊皮紙のような痂皮形成または皮膚からの浮腫、乾燥
皮下	無感覚	なし	白、茶色、黒、赤	全体が壊死組織となる

治癒の状態
瘢痕を残さず治癒
瘢痕なし、または極軽度
肥大した瘢痕またはケロイドを伴って治癒する
感染の場合は皮膚移植を要する／皮膚は熱傷部分との境界からのみ再生する
壊死組織を摘出するのに広範囲な手術が必要。切断する必要があるかもしれない

熱傷の種類

種類	原因	損傷特性
温熱傷	皮膚が炎に曝される	傷の境界は不規則 損傷の深さも異なる
	ガスの突然の爆発または発火：閃光熱傷	曝露を受けた皮膚は均一に熱傷となる 通常，真皮層熱傷になる
	熱い物体(金属)：接触熱傷	深く，境界が明瞭な傷 すべての皮膚組織と基底構造が破壊される
	熱い液体との接触	表皮性の傷 熱い液体がしばらくの間皮膚に接触(浸水/衣服にしみこんだ液体が皮膚に接触)，真皮深層または全層熱傷となる
化学熱傷	酸または強いアルカリによる	組織はすぐに洗浄しない限り，長時間曝露される可能性あり 真皮層または全層損傷となる
電気熱傷	電流	筋肉，腱，骨に影響を及ぼす．境界のはっきりした深い損傷となる 神経血管構造も影響を受ける 損傷により，重度の運動機能不全および身体障害を引き起こす

熱傷した領域の範囲：
熱傷域を推定するための9つの法則

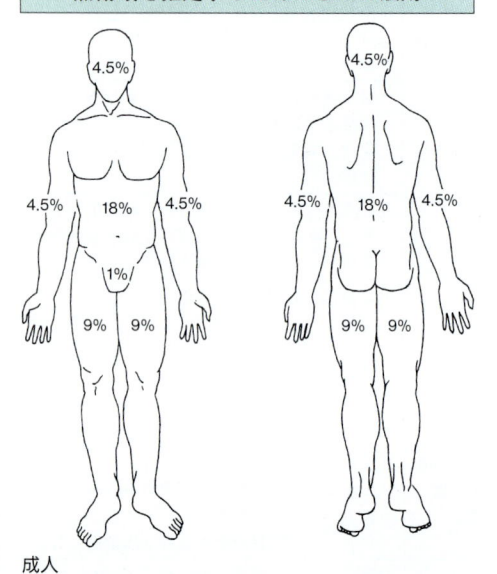

前面:
- 頭部: 4.5%
- 左上肢: 4.5%, 体幹: 18%, 右上肢: 4.5%
- 陰部: 1%
- 下肢: 9%, 9%

背面:
- 頭部: 4.5%
- 左上肢: 4.5%, 体幹: 18%, 右上肢: 4.5%
- 下肢: 9%, 9%

成人

(Rothstein JM, Roy SH, Wolf SL：The Rehabilitation Specialist's Handbook, 3rd ed, FA Davis Co, 2005 より)

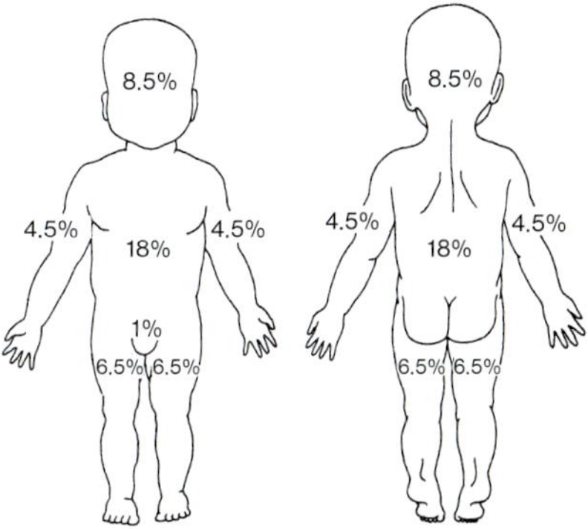

小児

(Rothstein JM, Roy SH, Wolf SL：The Rehabilitation Specialist's Handbook, 3rd ed, FA Davis Co, 2005 より)

熱傷の二次性合併症		
二次性合併症	説明	徴候/症状
感染	炎症期：死亡リスク↑，浮腫↑により損傷のリスク，防御能↓および抗菌薬に対する耐性↑ 熱傷：全身性および局所抗菌薬投与 損傷：局所に対する抗菌薬投与	発熱 不活発 白血球↑ 細菌数：10^5 以上で感染症，10^7 以上で死亡のリスク↑

(次のページに続く)

177

熱傷の二次性合併症(続き)

二次性合併症	説明	徴候/症状
肺	閉鎖空間で熱傷した場合(発生率33%以上)または顔面熱傷の場合,気道損傷が疑われる:死亡率↑ 合併症:一酸化炭素中毒,気管損傷,上気道閉塞,肺水腫,肺炎/合併症:拘束性肺疾患,気道損傷,後遺症(進行性拘束性肺疾患) キセノンによる肺スキャンおよび精密な肺機能検査を実施	顔面熱傷,焦げた鼻毛,激しい咳,嗄声,呼吸音の異常,呼吸困難,炭素を伴う痰,低酸素血症
代謝	急速な体重↓,負の窒素バランス,エネルギー貯蔵↓,糖代謝の変化:高血糖となる 栄養療法:室温↓	深部体温↑,体重↓,正常室温で発汗および熱損失↑,アルブミン↓,グロブリン↓,蛋白↓,遊離脂肪酸↑,トリグリセリド↑
心機能/循環	血漿および血管内液量の著しい減少:初期は心拍出量↓(最初の30分以内に30%↓の可能性),血小板濃度および機能の変化,赤血球機能不全	赤血球↓,心拍数↑

(続く)

(続き)

二次性合併症	説明	徴候/症状
筋骨格	骨損傷あるいは末梢循環不全は，切断に至る場合がある 著明な体重↓は，筋肉質量↓および筋線維萎縮を引き起こす	筋原線維量↓，ROM↓：筋萎縮症，骨粗鬆症，異所性骨化（疼痛，損傷後の3～12週以内の突然のROM↓）
神経学	電気損傷で認められることが多く，脊髄，脳および末梢神経に影響を与える．末梢神経障害：瘢痕組織形成は，神経圧迫を生じる場合もある	末梢神経障害，知覚↓，浮腫，強度↓
疼痛	自発運動と運動を制限する．開放創の場合：疼痛↑，閉鎖創の場合：疼痛↓．潤滑油の塗布は疼痛および皮膚裂傷を予防するのに不可欠	痒み，熱に対する感度↑，冷覚，触覚

熱傷の治療過程

治癒の範囲	相	説明
皮膚	炎症期	損傷と同時に開始(3〜5日間持続,白血球が雑菌を↓させる):発赤,浮腫,熱感,疼痛,ROM↓
	増殖期	表面:上皮再生,深部:線維芽細胞(この細胞は瘢痕組織を統合する)は移動および増殖する,無作為配列で堆積するコラーゲン,圧迫(ストレッチ):線維は圧力の経路に沿って並ぶ 肉芽組織(マクロファージ,線維芽細胞および血管)形成 傷の収縮が起こる:皮膚移植により収縮を抑制する可能性あり
	成熟期	瘢痕の修復:2年またはそれ以内に,線維芽細胞で,血管炎↓,コラーゲン修復,強さ↑,肥厚性瘢痕:赤く,盛り上がる,硬い,コラーゲン産生がコラーゲン損傷を上回る ケロイド:大きく,硬い瘢痕/損傷の境界からはみ出す
表皮		損傷の表面:細胞は移動して,損傷をカバーする,脂腺の損傷により,治癒の過程で乾燥と痒みが起こる場合がある,外部に潤滑油塗布が必要

潰瘍の分類

病因	部位	特性
血管潰瘍：動脈	下肢遠位	部位：足指，足，脛 疼痛：ニューロパチーにより疼痛を感じない場合以外は激痛 壊疽：認められる場合がある 徴候：心拍数↓，栄養変化，場合によってチアノーゼ
血管潰瘍：静脈 損傷の大きさを評価するために創傷を描写	下肢遠位	部位：足関節の内側か外側 疼痛：激しくない 周囲の皮膚：色素沈着，線維症 壊疽：存在しない 徴候：浮腫，うっ血性皮膚炎
栄養障害性潰瘍（臥位または褥瘡）：通常感覚障害による	骨が突出している部分	部位：知覚が減弱している部位〔通常(長期)臥床に合併する〕 周囲の皮膚：低温 疼痛：存在しない 徴候：知覚↓，足関節反射
糖尿病性足部潰瘍	遠位，足指周辺，足の深部	非常に侵襲性が強く，切断のような重篤な合併症に至る可能性がある 感染リスク↑

圧迫潰瘍の危険因子	
危険因子	予防介入
ベッド/椅子での安静	皮膚を1日に1回は観察する：毎日入浴して皮膚の乾燥を防ぐ ドーナツ型のクッションは使用しない リハビリテーションプログラムへの参加 身体を引き上げる（引きずらない）ことで皮膚への摩擦を軽減し，皮膚にコーンスターチを塗布する

ベッド上安静	椅子上安静
2時間ごとに体位変換	1時間ごとに体位変換
泡，空気，ゲル，水マットレスの使用	泡，ゲル，またはエアクッションを使用して圧力を軽減する

移動不可	1時間ごとに体位変換 座位で体重を移動することができない場合，15分ごとに位置を変える 膝や足関節が接触しないよう枕やクッションなどを使用する ベッド上で下腿の下に枕を置いてかかとが触れるのを防ぐ
腸，膀胱コントロール↓	汚染しているときは皮膚を清拭し，尿漏れを評価/治療する 湿気が継続する場合：表面が速乾性の吸収パッドを利用する クリームまたは軟膏で皮膚を保護する
低栄養状態	バランスの取れた食事をする/サプリメント摂取を考慮する
意識↓	応用可能な予防処置を選択する ベッドや椅子上で安静が必要な場合，前記のように体位変換を行う

創傷のケアに関するその他の危険因子

- 血行：血行不良による危険性↑
- 化学療法：細胞の全般的な崩壊
- ステロイド治療：炎症反応↓
- 全身性感染の有無
- 糖尿病：血行および感覚↓
- 反復外傷：摩擦による損傷↑
- 加齢：上皮ターンオーバーおよび弾力性↓
- アルブミン↑，プレアルブミン↓のどちらかまたは両方：栄養失調

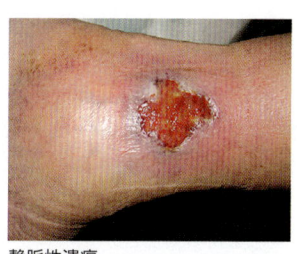

静脈性潰瘍
(Benjamin Barakin 博士の好意による)

圧迫損傷の段階と病因 (AHCPR 分類ガイドラインより)

ステージ	説明	病因：体外→体内	病因：体内→体外
I	赤み（皮膚の色素変化）損傷はなく，白くなることもない：熱感，浮腫，硬結	皮膚に対する圧迫は，表在性の血管をゆがめる：虚血と漏出	深層筋の圧迫は皮膚に対する血流を↓させる
II	真皮層の損傷（表皮，真皮または両方），擦過傷，水疱/浅いクレーター	長期間にわたる表面的な圧迫は，より多くの壊死を引き起こす	穿通枝への圧迫が強いと，皮膚の血流量↓を引き起こす
III	全層の皮膚欠損，皮下組織への損傷または壊死は，基底膜まで広がる可能性あり．穿堀性の組織を伴い（または伴わず），深いクレーターとして認められる	持続的な外圧	骨または筋肉の圧迫による深い血管の歪曲は，血流を障害する
IV	増殖する壊死組織を伴う全層皮膚の欠損/露出した骨または支持組織を伴う筋肉の損傷：穿堀性	非常に強く，持続した圧迫：深部血管に影響を及ぼす	血管への長期の圧迫が強い場合：筋の壊死

創傷床のアセスメントによる傷の特性

特性	徴候	診断技術	注意事項/追加コメント
色	臨床感染症の徴候を調べる 治療内容の進行状況の評価	写真とカラーコーディング：黒、黄、赤の領域をみる。コンピュータによって色を分析する	標準プロトコルを継続する：同じカメラ、同じ照明、同じ距離の形態損傷、カメラの同じフラッシュ特性
におい	細菌のアセスメント	電子鼻（エレクトロニック・ノーズ） 臨床：においの記述	電子鼻：高価なため診療では使用できない においの記述だけでは、関与している細菌を特定できない
体温	感染により体温↑ 体温↓は治癒を遅らせる：O_2放出↓ 慢性的な下肢損傷：24～26℃	赤外線サーモグラフィ ガラス水銀式体温計またはサーミスタを使用しているを電子ディスプレイ装置	赤外線サーモグラフィ：高価診療所では広く利用できない 体温計では容易に理解でき、より広く使用される
pH	健常な皮膚：4.8〜6.0、間質液は中性 pHは治癒のモニタリングに使用：化学物質による酸性化は治癒を促進する	平坦なガラス電極	創傷部のpH測定は、皮膚移植片が生着しているか、合成材ドレッシング剤に覆われた創傷が治癒しているかを予測するために使用される
範囲と量	治癒の進展を判定する	スキャンした画像による3Dマッピング：傷の幅と深さを測定した写真/描写の臨床活用	毎週記録する

185

特別な配慮/集団

皮膚がんの識別

腫瘍	病因	警告徴候
悪性黒色腫：最も悪性な腫瘍の1つ (Benjamin Barankin博士の好意による)	日光の過剰曝露 遺伝 異型母斑	母斑の表面の変化： うろこ状/毛細血管出血/出血 辺縁から周囲の皮膚への色素の広がり 知覚の変化（痒み、圧痛、疼痛）
基底細胞がん (Benjamin Barankin博士の好意による)	白人における最も頻度の高いがん 危険因子：色素の薄い毛髪、眼、顔色(あまり日焼けしていない)	頭部、頸部、または手に隆起．転移することはめったにないが、皮下に拡大することがある

(続く)

(続き)

腫瘍	病因	警告徴候
扁平上皮がん	白人に2番目に多い皮膚がん 大きな腫瘤に発達(転移)する	結節，またはうろこ状の紅斑として出現：耳介の周辺，顔面，口唇，および口腔内に認められる

その他の皮膚の問題

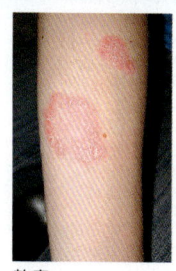

乾癬
(Benjamin Barankin
博士の好意による)

病因：遺伝/非接触性感染：「トリガー」の結果として現れる．情動ストレス，皮膚の損傷，薬物反応，感染症
警告徴候：全身倦怠感，圧痛/腫脹または腱に対する痛み，朝のこわばり，発赤，発疹，手指/足指の腫脹

介入

熱傷治療で高頻度で使用される薬剤

薬剤	説明	適用
ゲンタマイシン	グラム陰性菌に対する抗菌薬、ブドウ球菌および連鎖球菌	無菌手袋を使用：ガーゼで覆う
スルファジアジン銀	最も一般的に用いられる抗菌薬(特にシュードモナス属に対して使われる)	無菌手袋を使用し、白いクリームを傷、またはメッシュガーゼの中に厚さ2〜4mmにして塗布：開放しておく
硝酸銀	消毒殺菌および洗浄液は1〜2mmのかさぶたしか浸透しない：表面の細菌にのみ対応、黒色に染色	ドレッシング材を液体に浸して2時間ごとに使用、小さいスティック状のものもある
ポリスポリン(バシトラシン)*	透明な軟膏：グラム陽性菌感染症のために使われる	傷に少量を直接塗布：塗布後は創を開放しておく
アキュザイム(コラゲナーゼ)*	酵素デブリーメント剤(壊死組織に対し選択的に作用)：抗菌作用はない	痂皮に適用し、必要に応じて抗菌薬を併用して湿性ドレッシングで覆う
フラシン(ニトロフラル)*	重篤の低い熱傷のための抗菌クリーム：細菌の増殖抑制	傷に直接塗布するか、ガーゼに塗って適用
サルファマイロン(マフェニドアクテート)*	局所の抗菌薬(グラム陰性菌または陽性菌に対して使われる)：かさぶたを通して拡散する	白いクリームを2回/日(厚さ1〜2mm)を傷に直接塗布：開放しておく、または薄いガーゼを使用する

*日本では未使用

創傷ドレッシング/治療*

ドレッシング材の種類	商品名	臨床情報
薄型フィルム（ポリウレタンフィルム）	オプサイト テガダーム バイオクルシブ	ステージⅠ、Ⅱで、滲出液が少量、感染していない創傷 非吸収性、ガス透過性、過敏な弱い皮膚は禁忌、湿性ドレッシング材とともに使用すると効果あり、関節の皮膚に適している
ハイドロコロイド	コムフィールプラス デュオアクティブ テガソーブ	ステージⅠ、Ⅱ、Ⅲで、滲出液が少量から中等量、感染していない創傷 強力な粘着性があり、乾性創傷には不適 周囲の皮膚が観察しにくくなる 中等度の吸収性 ステージⅣには不適
アルギン酸塩	ソーブサンドレッシング	ステージⅡ、Ⅲ、Ⅳで、滲出液が中等量から多量の創傷 滲出液を吸収し、湿度を保ち、半透過性、二次ドレッシングが必要、除去する際注意を要する

（次のページに続く）

創傷ドレッシング/治療（続き）*

ドレッシング材の種類	商品名	臨床情報
ハイドロゲル	イントラサイトジェル	ステージⅡ，Ⅲ，Ⅳおよびステージング不可能で，滲出液が少量，感染がない創傷 水分補給によって挫滅組織切除をやりやすくする，粘着性なし，1か所に固定するのが困難 疼痛緩和，自然に傷を閉鎖，二次的ドレッシングが必要，半透過性
フォーム状ドレッシング	ティエール（ハイドロポリマー） ハイドロサイト（ポリウレタンフォーム）	ステージⅢ，Ⅳで，滲出液が多量，感染がない創傷 粘着性なし，多量の滲出液を吸収，半透過性
吸収性ドレッシング（粒状滲出液吸収体）	デブリサン	ステージⅢ，Ⅳで，滲出液がある，感染がない創傷 深い傷に注入するのに適しており，湿潤に保ち，自己分解でデブリドマンを施すのに使用する 1か所にとどめるのは困難，二次ドレッシングが必要，半透過性

*創傷ドレッシングは常に改良されているため，新しいものが入手できる可能性がある．

熱傷治療で使われる皮膚移植および皮弁

皮膚移植/皮弁	説明
前進皮弁	局所皮弁：創傷に接した皮膚で、もとの場所から切り離し欠損部分を覆う
同種移植片（同種移植，死体）	ドナーから提供されるが、レシピエントと遺伝的に一致はしない
自家移植片	レシピエント自身の身体から採取する移植片
遷延皮弁	部分的に上昇および置換した皮弁を他部位へ移動
遊離皮弁	遠隔部位へ移動した皮膚組織で、移植部位では血管の再接続が行われる
全層皮膚移植片	皮下脂肪以外のすべての皮膚の層を含む移植片
異種移植	異なる種族から採取した移植片
同種同系移植	レシピエントと遺伝的に同一であるドナーからの移植片
局所皮弁	近接部位の皮膚を移植することで、その皮弁には血液供給が維持される
網状移植	ドナーの皮膚を網状に切断したもの：より広い領域を覆うために拡大される
筋肉皮弁	筋肉、皮下脂肪、皮膚、および血液供給を伴った皮弁
有茎皮弁	血管の片側が付随している皮弁：再接続したもう一方の端に血流を供給することができる
回転皮弁/Z形成術	局所皮弁：3方向を切開し回旋する、隣接する領域をカバーする
シート植皮	レシピエントの損傷領域と交換せずに付着させたドナーの皮膚
分層植皮片	表在性皮層のみによる移植片

一般的な変形のためのポジショニング

関節	一般的な変形	ストレスがかかる動作	ポジショニングへのアプローチ
頸部（前部）	屈曲	過伸展	頸椎牽引または固定用頸椎装具によるポジショニング
肩，腋窩	内転，内旋	外転，屈曲，外旋	肩の屈曲・外転の位置
肘	屈曲，回内	牽引，回外	伸展位で副子
手	鷲手(内在筋マイナス)	関節伸展，中手指節関節屈曲，近位および遠位指節間関節伸展，母指掌側外転	個々に指を包む，浮腫に対して挙上(内在筋をプラスに使用)，手関節の伸展，MCP関節屈曲，PIPおよびDIP関節伸展，指間部分とともに母指掌側外転
股関節，鼠径部	屈曲，内転	あらゆる動作，特に股関節伸展，外転	股関節をニュートラルの位置に，軽度外転しながら伸展させる
膝	屈曲	伸展	後方膝スプリント
足関節	底屈	すべての動作	プラスチック短下肢装具，足関節背屈0°

| 評価 | 心肺 | 筋骨格 | 神経筋 | 皮膚 | 検査 | 薬剤 | 参考資料 |

一般的な変形のためのポジショニングの図

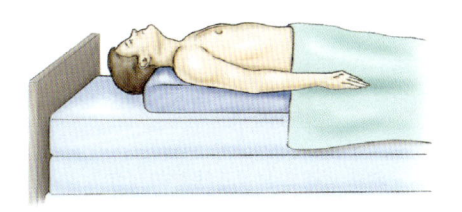

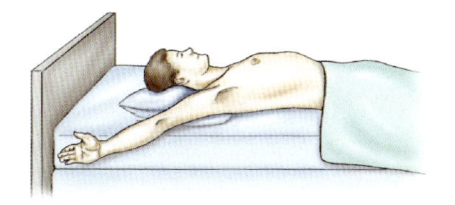

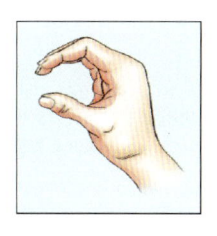

熱傷/創傷のための物理療法

様式	適応
赤外線	真菌感染, 乾癬病変
水治療法	創傷を浄化し, 癒合を促進する
電気刺激作用	創傷癒合を促進する

創傷治癒における補助的な介入

介入：正常体温管理
説明：ドレッシング材に含まれた赤外線要素から出る, 温かく湿った熱を伝える. 治療：1日3回で計1時間
禁忌：Ⅲ度熱傷に対しては行ってはならない

介入：UV放射線治療
説明：UVランプに加えて市販品を利用：ダーマワンド, またはハンディソル(期待する治療効果に応じてUVを使用する)
禁忌：結核, 全身性疾患(腎臓, 肝臓, 心臓, または狼瘡), 創傷内のがん, 発熱, 急性乾癬, 単純ヘルペスまたは湿疹

介入：陰圧療法
説明：制御したレベルの減圧(50～125 mmHg＜周囲圧力)を傷の内部に適用する：オープンセル構造のウレタンフォーム状ドレッシング, 真空を維持するポンプを通して適用する
禁忌：なし

介入：高圧酸素療法
説明：患者は, 通常の大気圧よりも高圧で100%酸素に囲まれた部屋で呼吸をする(酸素供給量2～3倍). 適応：ガス壊疽, 問題となるような損傷, 壊死性軟部組織感染症, 骨髄炎, 熱傷, 圧挫損傷

| 評価 | 心肺 | 筋骨格 | 神経筋 | **皮膚** | 脈管 | 薬剤 | 参考資料 |

禁忌：誤った使用法で中毒症状が起きる：酸素中毒の症状/徴候：乾性咳嗽，悪心/嘔吐，肺線維症，視覚の変化，発作，禁忌症：発作疾患，悪性腫瘍

介入：血小板由来成長因子

説明：治癒を加速する生体工学成長因子の局所適用(特に糖尿病性足部潰瘍のために)

禁忌：糖尿病の足部以外の損傷に関する効能は明らかではない

介入：幹細胞療法

説明：多能性幹細胞は，線維芽細胞，内皮細胞とケラチノサイトに分化する

禁忌：骨髄に認められる：幹細胞の使用に関しては最近論争がある

皮膚疾患の診療パターン	
診療パターン	対象患者
第一次予防/皮膚疾患のリスク↓	切断，うっ血性心不全，糖尿病，栄養失調，神経筋機能不全，肥満，末梢神経病変，多発性ニューロパチー，瘢痕の既往，脊髄損傷，手術，血管疾患
表皮病変に関連した皮膚統合性障害	切断，熱傷(表面的，第Ⅰ度)，蜂窩織炎，打撲傷，皮膚障害，皮膚炎，栄養失調，神経障害性潰瘍(グレード0)，圧迫潰瘍(ステージ2)，血管疾患(動脈系，糖尿病，静脈系)
真皮病変に関連した皮膚統合性障害	切断，熱傷，皮膚疾患，表皮水疱症，血腫，打撲傷，未発達の瘢痕，栄養失調，腫瘍，神経障害性潰瘍，圧迫潰瘍，瘢痕の既往，脊髄損傷の後遺症，外科的創傷，中毒性表皮壊死剥離症，外傷性損傷，血管潰瘍

(次のページに続く)

皮膚疾患の診療パターン(続き)

診療パターン	対象患者
全層皮膚病変および瘢痕形成に関連した皮膚統合性障害	切断，熱傷，凍傷，血腫，瘢痕(未発達，肥大，またはケロイド)，リンパ節腫脹，栄養失調，腫瘍，神経障害性潰瘍，圧迫潰瘍，手術的創傷，中毒性表皮壊死剥離症，血管潰瘍
筋膜，筋肉，または骨まで広がった皮膚病変，および瘢痕形成に関連した皮膚統合性障害	膿瘍，熱傷，慢性化した外科的創傷，電気熱傷，凍傷，血腫，Kaposi肉腫，リンパ節腫脹，壊死性筋膜炎，腫瘍，神経障害性潰瘍(グレード3, 4, 5)，圧迫潰瘍(ステージ4)，切断したばかりの状態，皮下動脈潰瘍，外科的創傷，血管潰瘍

(APTA：Guide to Physical Therapist Practice, 2nd ed, American Physical Therapy Association, 2001 より)

検査

長谷川正哉

生化学検査

検査項目	基準値	異常値の意味および原因
アルブミン	3.7~4.9 g/dL	↓:慢性肝炎,蛋白質栄養失調,腎疾患,吸収不良症候群,慢性感染,極度のストレス
アルドラーゼ	1.7~5.7 IU/L	↑:筋・肝障害または疾患
アルカリホスファターゼ (ALP)	80~260 IU/L	↑:肝疾患(閉塞性,肝細胞性),骨疾患,閉塞性黄疸,胆汁性肝硬変など,骨軟化症,転移性骨腫瘍 軽度↑:骨折の修復時
アンモニア (NH_3)	40~80 μg/dL	↑:肝性脳症,Reye症候群(アンモニアは意識レベル↓を引き起こす)
アミラーゼ	60~200 IU/L	↑:急性膵炎(初期は高値で,2~6日で基準値になる),慢性膵炎では数週間/数か月高値,腹膜炎,穿孔性消化性潰瘍,急性腸閉塞,腸間膜血栓,唾液腺炎,感染症
アニオンギャップ (AG)	12±2 mEq/L (Na-Cl-HCO_3)	電解質検査の結果を用いて算出 ↑:代謝性アシドーシス(コントロール不良の糖尿病,飢餓,腎不全,薬物中毒,アスピリン・メタノール服用) ↓:低アルブミン血症
AST (GOT)	11~33 IU/L/37℃	↑:心疾患,肝疾患,骨格筋障害および薬剤使用,急性心筋梗塞,心筋壊死(心筋炎),急性肝障害,肝硬変,転移がん,閉塞性黄疸,伝染性単核症,うっ血性肝腫大,筋疾患:筋壊疽,皮膚筋炎,挫滅傷,薬剤摂取(アスピリン,コデイン,コルチゾン)

(続く)

(続き)

検査項目	基準値	異常値の意味および原因
総ビリルビン	0.2〜1 mg/dL(アルカリアゾビリルビン法) 0.2〜1.2 mg/dL(酵素法, 比色法)	↑：赤血球の破壊(溶血性疾患), 出血, 肝不全, 輸血による溶血, 自己免疫性疾患
脳性ナトリウム利尿ペプチド(BNP)	18.4 pg/mL以下	↑：心不全 退院を許可する目安値：<500 非代償性心不全：>700
血中尿素窒素(BUN)	9〜21 mg/dL	↑：高蛋白摂取, 脱水, 熱傷, 消化管出血, 腎疾患, 前立腺肥大 ↓：蛋白摂取不足, 飢餓, 肝機能不全, 肝硬変
カルシトニン	25〜50 pg/mL	↑ C細胞過形成および甲状腺髄様がん, 多発性内分泌腫瘍症2型の検査に用いる
カルシウム(Ca)	血漿中濃度 8.5〜10.5 mg/dL (4.2〜5.2 mEq/L)	↑：ビタミンD摂取, 骨粗鬆症, Na↓, 尿排泄↓, 不動, Ca再吸収亢進, 副甲状腺機能亢進症 ↓：ビタミンD欠乏, 妊娠, 極度の利尿, 飢餓, 慢性腎不全, Mg^{2+}↓, 急性膵炎, 低アルブミン血症
二酸化炭素量/重炭酸塩またはCO₂ ※重炭酸イオン(HCO_3^-) 炭酸ガス分圧($PaCO_2$)	24±2 mEq/L	電解質状態を反映. 慢性疾患, 特に腎疾患, 酸塩基平衡の評価になる ↑：アルカリ性・代償性疾患 ↓：酸性代償, 代謝性アシドーシス
塩素(Cl)	血漿中濃度 96〜108 mEq/L	↑(まれ)：下痢, 塩化アンモニウム摂取 ↓：K保持性利尿薬, 嘔吐, K^+過剰摂取
総コレステロール	130〜220 mg/dL	↑：心疾患の危険性増加の徴候

(次のページに続く)

生化学検査(続き)

検査項目	基準値	異常値の意味および原因
コルチゾール	2.7~15.5 μg/dL	↑:Cushing症候群, ストレス ↓:Addison病, 下垂体前葉機能↓
クレアチン	0.2~0.9 mg/dL	↑:腎疾患, 腎機能状態のモニタリング
クレアチンキナーゼ(CK)	57~197 IU/L(男性) 32~180 IU/L(女性)	↑:心筋, 骨格筋, 進行性筋ジストロフィー, 脳梗塞 アイソザイム由来(MM↑:骨格筋障害, MB↑:心筋障害, BB↑:脳障害)
クレアチニン(Cr)	0.65~1.09 mg/dL(男性) 0.46~0.82 mg/dL(女性)	↑:腎疾患, 腎障害, 慢性糸球体腎炎, 甲状腺機能亢進症
フェリチン	■CLEIA法(SRL) 39.4~340 ng/mL(男性) 3.6~114 ng/mL(女性) ■LA法(BML) 21~282 ng/mL(男性) 5~157 ng/mL(女性) ■金コロイド凝集法 40~100 ng/mL(男性) 20~70 ng/mL(女性)	↑:慢性鉄過剰症(ヘモクロマトーシス) ↓:慢性鉄欠乏, 重度蛋白質欠乏(たとえば栄養不良)
葉酸(FA)	■血清葉酸 4.4~13.7 ng/mL(10.0~31.0 nmol/L) ■赤血球葉酸 140~628 ng/mL(317~1,422 nmol/L)	↓:完全菜食主義による栄養不良, セリアック病による吸収不良, クローン病, 嚢胞性線維症, 悪性貧血, 胃酸分泌低下, 胃細菌繁殖, 肝疾患, 腎疾患, アルコール依存症

(続く)

(続き)

検査項目	基準値	異常値の意味および原因
グルコース (Glu)	70〜110 mg/dL	↑:糖尿病,膵機能不全,ステロイド使用,膵腫瘍,サイアザイド系利尿薬による影響,カテコールアミン過剰 ↓:β細胞腫瘍,甲状腺機能低下症,飢餓,グリコーゲン蓄積病,Addison病
鉄(Fe)	64〜187 μg/dL（男性） 40〜162 μg/dL（女性）	↑:ヘモクロマトーシス,鉄過剰摂取,アルコール過剰摂取 ↓:貧血(慢性消化管出血,重度月経出血など),悪性腫瘍,自己免疫性疾患,慢性感染症
総鉄結合能 (TIBC)	238〜367 μg/dL（男性） 246〜396 μg/dL（女性）	↑:鉄欠乏性貧血 ↓:ヘモクロマトーシス,感染症,溶血性貧血,肝硬変,慢性腎炎
乳酸	4〜16 mg/dL（成人） 5〜18 mg/dL（小児:8〜15歳）	↑:出血,ショック,敗血症,糖尿病性ケトアシドーシス,激しい運動,肝硬変
乳酸脱水素酵素 (LDH)	120〜245 IU/L	LDH_1↑:心筋梗塞,心筋炎,貧血,ショック,悪性腫瘍 LDH_2↑:心筋梗塞,心筋炎,貧血,慢性顆粒球性白血病,肺梗塞,ショック,悪性腫瘍 LDH_3↑:白血病,肺梗塞,伝染性単核球症,ショック,悪性腫瘍 LDH_4↑:伝染性単核球症,ショック,悪性腫瘍 LDH_5↑:先天性肝線維症,肝炎,肝硬変,骨格筋壊死,皮膚筋炎,単核球症,ショック,悪性腫瘍

(次のページに続く)

生化学検査(続き)

検査項目	基準値	異常値の意味および原因
リパーゼ	36～161 IU/L (比濁法) 12～51 U/L (カラーレート法) 13～49 U/L (リパーゼカラー法)	↑：膵炎(重度)，腎疾患，唾液腺炎，消化性潰瘍 一時的に↑：腫瘍
マグネシウム(Mg)	血漿中濃度 1.5～2.0 mEq/L	↑：Mg^{2+}過剰摂取(制酸薬) ↓：吸収不良症候群，急性膵炎
血漿浸透圧	275～295 mOsm/kgH_2O	↑：脱水状態 ↓：体液貯留
リン(P)	血漿中濃度 2.5～4.5 mg/dL	↑：成長ホルモン↑，慢性糸球体腎炎，サルコイドーシス ↓：インスリン過剰，P摂取不足
カリウム(K)	血漿中濃度 3.5～4.9 mEq/L	↑：腎疾患，外傷，熱傷，K過剰補給 ↓：利尿薬過剰投与，嘔吐，肝硬変，甘草摂取，絶食/飢餓
プレアルブミン(PA)	21～43 mg/dL	栄養不良/栄養失調 非経口的栄養治療のモニタリングに用いられる
前立腺特異抗原(PSA)	4.0 ng/mL 以下 (RIA) 4.0 ng/mL 以下 (IRMA) 2.0 ng/mL 以下 (TR-FIA) 1.8 ng/mL 以下 (EIA)	前立腺がんの腫瘍マーカー ↑：前立腺がん，前立腺炎，良性前立腺過形成

(続く)

(続き)

検査項目	基準値	異常値の意味および原因
総蛋白 (TP)	6.3〜7.8 g/dL	総蛋白の主な成分はアルブミンとグロブリンである．蛋白は総量として有用な情報ではなく，そのためアルブミン，グロブリンの検査をしていれば総蛋白量は有用な検査とはならない ↓：肝障害，腎障害，蛋白吸収不良，エストロゲン，経口避妊薬でも蛋白↓
ナトリウム (Na)	血漿中濃度 135〜149 mEq/L	↑：脱水状態(熱傷，発汗，下痢)，利尿薬の影響 H_2O 貯留(うっ血性心不全，腎臓，肝硬変，Na 過剰摂取)，腎機能不全，過度の静脈輸液 ↑：水分欠乏，水分摂取不良，高アルドステロン症
トリヨード サイロニン (T_3)	80〜180 ng/dL	↑：甲状腺機能亢進症 ↓：甲状腺機能低下症，(まれ)下垂体性甲状腺機能低下症
遊離サイロキシン (FT_4)	0.9〜1.8 ng/dL	甲状腺機能をより正確に反映する ↑：甲状腺機能亢進症 ↓：甲状腺機能低下症，(まれ)下垂体性甲状腺機能低下症
サイロキシン(T_4)	5〜12 μg/dL	甲状腺機能のための最初の検査．現在は FT_4 検査のほうが主流である ↑：甲状腺機能亢進症 ↓：甲状腺機能低下症
サイログロブリン (Tg)	5〜30 ng/mL	甲状腺がん治療の効果と再発を評価するための腫瘍マーカー ↑：甲状腺がん再発の可能性
トリグリセリド(TG)	50〜150 mg/dL	↑：冠動脈疾患，糖尿病，腎炎症候群，肝疾患，甲状腺機能低下症

(次のページに続く)

生化学検査(続き)

検査項目	基準値	異常値の意味および原因
甲状腺刺激ホルモン(TSH)	0.34~3.5 μU/mL (RIA固相法) 0.523~4.19 μIU/mL (ECLIA)	↑:甲状腺機能低下症,下垂体腫瘍,甲状腺薬の反応不足の徴候 ↓:甲状腺機能亢進症,甲状腺薬の過剰な反応の徴候
血中尿素窒素(BUN)	9~21 mg/dL	↑:急性/慢性腎疾患による腎機能↓,腎血流↓(うっ血性心不全,ショック,心筋梗塞,熱傷),過剰な蛋白分解,高蛋白食,大量出血 ↓:肝疾患,栄養不良,体液過剰
尿酸(UA)	3~7 mg/dL (男性) 2~7 mg/dL (女性)	↑:慢性リンパ性白血病,慢性顆粒球性白血病,多発性骨髄腫,慢性腎不全,断食,蛋白過剰摂取(痛風),断食,妊娠高血圧症候群,サリチル酸摂取,アルコール過剰摂取

リハビリテーションにおける生化学検査の意味

検査項目と結果	リハビリテーションへの影響
アルブミン↓	栄養不良の場合,リハビリを行う活力が↓している可能性がある:運動耐性↓
コレステロール↑	脳血管疾患(CVD)の主要な危険因子(運動前にほかの危険因子を見極め,冠動脈疾患(CAD)危険度を評価する)
クレアチン↑	腎機能↓の可能性あり
クレアチンキナーゼ↑	心筋を含んだ筋肉の炎症が考えられる.アイソザイム(BB,MB,MM)を確認する
クレアチニン↑	腎機能↓の可能性あり
グルコース↑	前糖尿病または糖尿病の可能性あり.空腹時血糖を検査する
鉄↓	O_2運搬能↓,耐久性/運動耐性↓
LDH↑	アイソザイムを検査し由来臓器を明確にする.肝由来? 心由来?
K↑	不整脈,心筋収縮の危険性が高い
K↓	不整脈の危険性が高い
Na↓	活動電位の静止閾値に影響:下肢けいれんを引き起こす可能性がある
FT_4↓	体重↑の可能性:FT_4が正常になるまで体重↓は難しい
尿酸↑	足関節部疼痛の可能性あり

肝機能検査

検査項目	基準範囲	異常値の意味
ALT	6～43 IU/L/37℃	↑:急性ウイルス感染による急性肝炎で↑(基準値の10倍),1～3か月間継続する ↑:慢性肝炎(基準値の4倍)
アルカリホスファターゼ(ALP)	80～260 IU/L	↑:胆管閉塞の微候:ALTとASTがともに↑の場合は,肝由来のALP↑。PとCaが異常値の場合,骨由来のALP↑
AST	11～33 IU/L/37℃	↑:急性ウイルス感染による急性肝炎にて↑(基準値の10倍) ↑:慢性肝炎(基準値の4倍)
ビリルビン	0.2～1 mg/dL (アルカリアゾビリルビン法) 0.2～1.2 mg/dL (酵素法、比色法) 新生児1～12 mg/dL 重篤>15 mg/dL	↑:赤血球崩壊亢進、肝におけるビリルビン除去不能 ↑(幼児):脳細を破壊し、精神遅滞を引き起こす、Rh式血液型不適合により発現する可能性 ↑(成人):代謝異常、胆管閉塞、肝障害または先天性異常
アルブミン	3.7～4.9 g/dL	↑:脱水状態 ↓:肝障害、腎障害、炎症、ショック、栄養不良
総蛋白(TP)	6.3～7.8 g/dL	↑:白血病、遺伝性障害 ↓:肝障害、腎障害、蛋白消化不良、多発性骨髄腫および自己免疫性疾患によるアルブミン/グロブリン比(A/G比) ↓、肝硬変、腎炎症候群

冠動脈疾患/アテローム性動脈硬化を発現する新たなリスクファクター

- ホモシステイン
- C反応性蛋白
- リポ蛋白(a)
- 血液凝固因子(PT/PTTを検査する)
- 血管内皮機能↓〔内皮細胞由来弛緩因子(EDRF)が↓すると,血管けいれんやアテローム性動脈硬化症のリスクが高まる〕
- 肥満
- メタボリックシンドローム:次のうち3つ以上に該当
  - インスリン抵抗性
    - 尿酸代謝異常
    - 血漿尿酸濃度↑
    - 尿酸腎クリアランス↓
  - 中性脂肪↑
  - 高インスリン血症
  - 耐糖能障害
  - HDL↓
  - 高血圧

腎機能検査

検査項目	基準範囲	リハビリテーションへの影響
血中尿素窒素(BUN)	9〜21 mg/dL	↑:心不全,腎不全;Crが↑している場合,腎機能↓:CrとGFRは間接的に関連;Cr↑はGFR↓の徴候
クレアチニン(Cr)	0.65〜1.09 mg/dL(男性) 0.46〜0.82 mg/dL(女性)	
尿酸(UA)	3〜7 mg/dL(男性) 2〜7 mg/dL(女性)	

心筋マーカー

検査項目	基準範囲	上昇時間	リハビリテーションへの影響
トロポニンI	0.5 ng/mL 未満	↑：あらゆる心筋損傷に伴い↑、心筋梗塞後は1〜2週間高値が続く	マーカーの↑は急性心筋損傷の徴候であるリハビリ介入の前に、患者は心筋損傷の検査および治療を行う必要がある
トロポニンT	0.25 ng/mL 以下		
クレアチンホスホキナーゼ(CPK)	57〜197 IU/L（男性）32〜180 IU/L（女性）	2〜12時間で↑、2〜4日で正常値になる	
CPK-MB	25 IU/L/37℃ 以下（免疫阻止-UV法）5 ng/mL 以下（CLIA）	血栓溶解剤の効果の指標 薬剤による↑、↓はより迅速	
AST(GOT)	11〜33 IU/L、37℃	6〜24時間で↑、3〜6日で正常値になる	
乳酸脱水素酵素(LDH)	120〜245 IU/L	12〜48時間で↑、7日で正常値になる	
ミオグロビン	■RIA-PEG法 60 ng/mL 以下（男性）35 ng/mL 以下（女性）■ラテックス凝集比濁法 70 ng/mL 以下	心筋梗塞後2〜3時間で↑し始め、24時間で正常値になる	
C反応性蛋白(CRP)	<10 mg/L	↑：急性炎症	

| 評価 | 心肺 | 筋骨格 | 神経筋 | 皮膚 | **検査** | 薬剤 | 参考資料 |

心筋マーカーの時間経過に伴う変化

マーカー	出現	ピーク	持続期間
トロポニン I	3～6 時間	12～24 時間	4～6 日
トロポニン T	3～4 時間	10～20 時間	1～3 週間
CPK	4～6 時間	17～24 時間	3～5 日
CPK-MB*	4～6 時間	17～20 時間	3～5 日
AST(GOT)	3～6 時間	12～30 時間	3～5 日
LDH	6～10 時間	2～3 日	1～2 週間
ミオグロビン	1～3 時間	6～10 時間	2～3 日

*リハビリテーションへの影響:マーカー↑は心筋の急性損傷の徴候である.OOB 活動およびリハビリテーションを開始するには,CPK-MB がピークを越し↓し始めたことを確認しなければならない.

脂質

検査項目	基準値	異常値の意味/原因
総コレステロール	130〜220 mg/dL	総コレステロール値↑はCAD発症のリスクを高める(HDL比の検査は必須)
高比重リポ蛋白(HDL)	29〜50%(男性) 34〜53%(女性)	HDL値↓はCAD発症のリスクを高める(HDL比の検査は必須)
低比重リポ蛋白(LDL)	30〜55%(男性) 33〜53%(女性)	LDL値↑はCAD発症のリスクを高める
超低密度リポ蛋白(VLDL)	8〜29%(男性) 3〜23%(女性)	VLDL値↑はCADおよび糖尿病のリスクを高める
トリグリセリド(TG)	50〜150 mg/dL	TG値↑はCADおよび糖尿病のリスクを高める
総コレステロール/HDL比	<4:1	比率が↑するとCADのリスクが高まる
リポ蛋白(a)〔Lp(a)〕	30 mg/dL以下	Lp(a)値↑は血栓およびCADのリスクが高いことを意味する
HbA_{1C}	4.3〜5.8%	HbA_{1C}↑は過去1〜2か月間グルコースが基準値を逸脱していたことを意味する(過去1〜2か月間の血糖コントロールを反映)

その他の心臓にかかわる検査

	基準値	異常値の意味
ホモシステイン	4〜7 μmol/L	ホモシステイン↑は，CADの危険因子(薬剤性腎不全により↑)
C反応性蛋白 1. CADの危険性を検査する高感度CRPは心臓CRPともいう 2. 炎症または感染の検査には通常のCRP	<1.0：CVDリスク低 1.0〜3.0：CVDリスク平均 3.1〜10以上：CVDリスク高	1. ↑(10 mg/L程度)：アテローム性動脈硬化症のリスクが高いことを意味する 2. ↑(100 mg/L程度)：非冠動脈の炎症，感染
BNP	<18.4 pg/mL	↑：心不全 <500：退院許可の目標値 >700：非代償性心不全
活性型プロテインC-レジスタンス(APC-R)	<2.0	↑：静脈血栓症，CVD(喫煙女性，急性期反応と関連)
急速血小板機能検査(日本未承認)アスピリンテスト(ARU＝アスピリン反応単位)	350〜550 ARU＝治療域	>550：非治療域/アスピリンへの反応がない

血液検査(CBC と白血球分類)

検査項目	基準値	異常値の意味/原因
血液量	体重の1/13 (約7.7%)	↓:出血,熱傷,術後
赤血球	427〜570×10⁴/ μL(男性) 376〜500×10⁴/ μL(女性)	↑:真性赤血球増加症,慢性肺疾患,脱水症,先天性心疾患,脳血管障害,高山病,喫煙歴,腎腫瘍 ↓:貧血,腎不全(慢性),SLE,白血病,骨髄機能不全,Hodgkin病,リンパ腫,多発性骨髄腫,リウマチ熱
ヘモグロビン (Hb)	13.5〜17.6g/ dL(男性) 11.3〜15.2g/ dL(女性)	↑:うっ血性心不全,高山病,脱水症,COPD ↓:出血,貧血,肝硬変,溶血
ヘマトクリット(Hct)	39.8〜51.8% (男性) 33.4〜44.9% (女性)	Hbと同様
白血球 (WBC)	4,000〜8,000/ μL	各白血球分画と同様
桿状核球	7.5%(2〜13)	↓:免疫抑制薬服用,再生不良性貧血,骨髄に対する放射線療法,リンパ球性白血病,単球性白血病,顆粒球減少症,抗菌薬投与,ウイルス感染
好塩基球	0.5%(0〜1)	↑:骨髄線維症,真性赤血球増加症,Hodgkin病 ↓:アナフィラキシー反応,ストレス,ステロイド,妊娠,甲状腺機能亢進症

(続く)

(続き)

検査項目	基準値	異常値の意味/原因
好酸球	3%(0.2〜6.8)	↑：アレルギー性疾患(喘息,花粉症),寄生虫疾患(回虫,吸虫),悪性腫瘍,大腸炎 ↓：熱傷,SLE,急性感染症,単球増加症,うっ血性心不全,感染(好中球増加症または好中球減少症を伴う),薬剤(ACTH,チロキシン,エピネフリン)
リンパ球	36.5%(26〜46.6)	↑：白血病,感染症,発疹を伴うウイルス感染(麻疹,風疹)
Bリンパ球	10〜20%	↑：ウイルス感染,白血病,骨髄がんおよび放射線治療 ↓：免疫不全(狼瘡,AIDS/HIV)
Tリンパ球	60〜80%	↑：ウイルス感染,白血病,骨髄がんおよび放射線治療 ↓：免疫不全(狼瘡,AIDS/HIV)
単球	5%(2.3〜7.7)	↑：ウイルス感染,腫瘍,炎症性腸疾患,膠原病,血液疾患
分葉核球	47.5%(38〜58.9)	↑：細菌感染,炎症性疾患,上皮性悪性腫瘍,熱傷,外傷,ストレス,コルチコステロイド,急性痛風,糖尿病,出血,溶血性貧血 ↓：急性ウイルス感染,骨髄疾患,栄養不足(ビタミンB_{12},葉酸)

(次のページに続く)

血液検査（CBC と白血球分類）(続き)

検査項目	基準値	異常値の意味/原因
血小板(Plt)	■視算法(直接法) $14 \sim 34 \times 10^4$ μL(毛細管血)	↑：骨髄増殖性疾患，高地生活者，激しい運動 ↓：骨髄疾患(白血病/血小板減少症)，長期の出血傾向，狼瘡，薬剤の影響(ヘパリンまたはキニジン投与，サルファ剤)，化学療法
赤血球沈降速度(ESR)	$2 \sim 10$ mm/時(成人男性) $3 \sim 15$ mm/時(成人女性)	炎症の非特異的なマーカー ↑(過度の促進)：急性感染，炎症では中等度亢進，貧血，感染症，妊娠，高齢，腎不全，多発性骨髄腫，マクログロブリン血症(腫瘍)，薬剤の影響(経口避妊薬，テオフィリン，ペニシリン，デキストラン) ↓：赤血球増加症，白血球増加症，蛋白異常，薬剤による影響(アスピリン，コルチゾン，キニーネ)

リハビリテーションへの影響

■赤血球↓，ヘモグロビン↓：酸素運搬能↓，運動耐性/持久力↓
■白血球↑は感染症の徴候：バイタルサインが異常値となる可能性あり
■血小板↓：出血の危険性↑

凝固検査

検査項目	基準値	異常値の意味および原因
ACT	175〜225秒	術前、術中および術後の高用量ヘパリン療法の効果をモニタリングする検査 ↑：過度な凝固阻害(血小板減少)
PTTまたはAPTT	26〜38秒 重篤>100	原因不明の出血時に用いられる検査 ・凝固異常 ↑：凝固因子の第Ⅷ因子高値、急性組織炎症、外傷
出血時間*	1〜5分(IVY法)	↑：血小板機能異常症、血小板減少症、von Willebrand病、薬剤による影響(デキストラン、インドメタシン、NSAIDs)
フィブリノゲン	200〜400 mg/dL	↑：急性感染、冠状動脈性心疾患、脳卒中、外傷、炎症性疾患、乳がん、腎臓がん、胃がん ↓：凝固能異常、肝疾患、栄養不良、DIC、がん
INR	10〜14秒 重篤>30 ※INRの単位はない。秒で示すのはPT。日本でのINRの基準範囲は1±0.2くらい	抗凝固薬投与：2.0〜3.0；通常の抗凝血薬、2.5〜3.5：凝固リスクが高い患者(人工心臓弁、全身塞栓症)
プラスミノゲン	80〜120%(活性)	不活性型プラスミノゲン：凝固亢進時の指標(DIC、血栓)
血小板(Plt)**	■自動血球計数器 15〜35×10⁴μL(静脈血) ■視算法(直接法) 14〜34×10⁴μL(毛細管血)	臨界値は50,000〜999,000 ↑：真性多血症、慢性骨髄性白血病、鉄欠乏、急性失血後 ↓：再生不良性貧血、巨赤芽球性貧血、鉄欠乏性貧血、尿毒症、DICなど

リハビリテーションへの影響

*出血時間延長，PTT，APTT 延長，血小板減少は注意が必要である：活動中に転倒，衝突，挫傷を作らないようにする
**臨界値：血小板＜50,000；リハビリ的介入は不適切である

尿検査

検査項目	基準値	異常値の意味および原因
色調	小麦色，黄色，透明	薄い：希釈尿 濃い：脱水状態
比重	1.005〜1.030	低比重尿：尿希釈状態 高比重尿：尿濃縮状態
pH	4.6〜8.0	↑：アルカローシス ↓：ケトン体↑に伴うと思われる（アシドーシス）
糖	−	陽性：血糖値異常
白血球エステラーゼ	−	陽性：尿路感染症
亜硝酸	−	陽性：尿路感染症
ケトン体	−	陽性：血糖のバランス異常
蛋白質	2.8 mg/dL	↑：腎機能異常
浸透圧	300〜900 mOsm/kg	尿希釈状態か尿濃縮状態の指標となる ↑：脱水状態 ↓：体液過剰
白血球	3〜4/HPF	↑：尿路感染症
赤血球	1〜2/HPF	陽性：腎尿細管機能不全
結晶	少量	陽性：腎結石の徴候
赤血球円柱，白血球円柱	−	陽性：上部尿路感染症

髄液(CSF)分析

検査項目	基準値
髄液圧	60〜180 mmH$_2$O
色調	水様無色透明
総蛋白質	15〜45 mg/dL
プレアルブミン(PA)	21〜43 mg/dL
アルブミン(Alb)	60.5〜73.2%
α_1-グロブリン	1.7〜2.9%
α_2-グロブリン	5.3〜8.8%
β-グロブリン	6.4〜10.4%
γ-グロブリン	11〜21.1%
オリゴクロナールバンド	なし
免疫グロブリンG(IgG)	739〜1,649 mg/dL
グルコース	70〜110 mg/dL(空腹時血漿血糖)
細胞数	白血球:0〜5, 赤血球:0
塩素(Cl)	血漿中濃度 96〜108 mEq/L
乳酸脱水素酵素(LDH)	120〜245 IU/L
乳酸	4〜16 mg/dL(成人) 5〜18 mg/dL(小児:8〜15歳)
細胞診	なし
培養	増殖なし
グラム染色*	―
墨汁染色*	―
梅毒血清反応(VDRL)	反応なし

*重篤な場合:グラム染色(+),墨汁染色(+),培養可能

薬剤濃度（治療域/毒性量）

薬剤	治療域	毒性量
アセトアミノフェン	5〜20 μg/mL	>150 mg/kg
アミオダロン	1.0〜2.5 μg/mL	>2.5 mg/L
カルバマゼピン	4〜12 μg/mL	>12
ジゴキシン	0.7〜1.2 ng/mL	>2
フェニトイン	10〜20 pg/mL	>20
リドカイン	2〜5 μg/mL	>6.0
リチウム	0.4〜1.2 mEq/L	>1.5
ニトロプルシド	<10 mg/dL	>10
フェノバルビタール	10〜35 μg/mL	>40
プロカインアミド	4〜10 μg/mL	>12
キニジン	2〜5 μg/mL	>10
サリチル酸塩	150〜300 μg/mL	>40
テオフィリン*	5〜15 μg/mL	>20

*テオフィリン低濃度：気管支拡張の治療効果が得られない

動脈血ガス

検査項目	基準値	異常値の原因
pH	7.35〜7.45	↑(アルカローシス)： 代謝性：Ca^{2+}増加，アルカリ性物質の過剰投与，嘔吐 呼吸性：過換気，肺塞栓 ↓(アシドーシス)： 代謝性：下痢，腎機能不全，アスピリンの大量服用 呼吸性：低換気，呼吸器系機能↓，CNS機能↓
PaO_2	95±7 Torr (成人男性) 約100 Torrとしてよい	↓(低酸素状態)：肺疾患，外傷，感染のそれぞれの状態で発現，酸素循環に対するなんらかの障害(この場合酸素療法が必要)
$PaCO_2$	38〜46 Torr	↑(高二酸化炭素状態)：患者はCO_2を過剰に蓄積している状態 ↓(低二酸化炭素状態)：患者は過換気，またはCO_2を過剰に排出している可能性あり
HCO_3	22〜26 mEq/L	↑(アルカローシス)：呼吸性アシドーシスへの代謝反応または一次性代謝障害(例：嘔吐など)のいずれか ↓(アシドーシス)：呼吸性アルカローシスへの代謝反応または一次性代謝障害(例：糖尿病性ケトアシドーシスなど)のいずれか
塩基過剰 (BE)	−2〜2 mEq/L	体内の重炭酸イオン濃度を反映する >3または<−3で重篤
SpO_2	>95%	↓：間接的に血中PaO_2↓およびO_2解離を示す <90%：重篤(酸素療法が必要である可能性)

酸塩基平衡の異常および解釈

	pH	$PaCO_2$	HCO_3	疾患
非代償性呼吸性アシドーシス	<7.35	>45	正常	急性呼吸不全
代償性呼吸性アシドーシス	正常	>45	>26	代謝的に代償される呼吸不全
非代償性代謝性アシドーシス	<7.35	正常	<22	糖尿病性ケトアシドーシス
代償性代謝性アシドーシス	正常	<35	<22	
急性呼吸性アルカローシス	>7.45	<35	正常	過換気(疼痛を増強させる)
代償性呼吸性アルカローシス	正常	<35	正常	
非代償性代謝性アルカローシス	>7.45	正常	>26	悪心/嘔吐
代償性代謝性アルカローシス	正常	>45	>26	

薬剤

坂口　顕

伝統的な薬物療法（薬剤の種類）

抗アルツハイマー薬

■ ドネペジル （アリセプト）	適応症：認知症の管理 効果：中枢神経系におけるアセチルコリン量↑（コリンエステラーゼを抑制）：体温↑により認知能力とQOLを向上させる 一般的な副作用(最も一般的なもの)：倦怠感，めまい，頭痛，下痢，悪心，失禁，振戦，関節炎，筋けいれん 使用上の注意/禁忌 禁忌：過敏症 慎重投与：肝障害患者

抗貧血薬

■ シアノコバラミン ■ ヒドロキソコバラミン（ビタミンB_{12}製剤：ドセラン） ■ 葉酸 ■ ダルベポエチン ■ エポエチン ■ ナンドロロン（デカ-デュラボリン） ■ フマル酸第一鉄（フェルム） ■ 硫酸鉄（スローフィー）	適応症：貧血の予防，治療 効果：赤血球とヘモグロビンの生成 一般的な副作用(最も一般的なもの)： 1. 鉄剤の経口摂取はテトラサイクリンの吸収を阻害する 2. ビタミンEは鉄剤の反応を減弱させる 3. 抗てんかん薬フェニトインは葉酸の吸収を減弱させる 4. ダルベポエチンとエポエチンは血液透析患者でのヘパリンの必要量を↑させる場合がある その他の副作用：めまい，頭痛，悪心，嘔吐 使用上の注意/禁忌：過敏症またはアレルギーがある患者は，非経口鉄剤を慎重投与：貧血の確定診断がついていない患者，コントロールされていない高血圧，溶血性貧血の患者にはすべての製剤が禁忌

（続く）

(続き)

狭心症治療薬

硝酸薬 ■ 硝酸イソソルビド ■ ニトログリセリン **β遮断薬** ■ アテノロール 　（テノーミン） ■ カルテオロール 　（ミケラン）	適応症： 硝酸薬 狭心症発作や急性狭心症の治療・予防 Ca拮抗薬＋β遮断薬 効果： 硝酸薬 冠動脈を拡張する，全身に血管拡張を起こす β遮断薬 心筋酸素消費量↓　HR↓ Ca拮抗薬 一般的な副作用(最も一般的なもの)： 低血圧，めまい（特に体位変換時：起立性低血圧） 硝酸薬は頭痛を引き起こすので，耐性を獲得する必要がある 使用上の注意/禁忌： 禁忌：β遮断薬およびCa拮抗薬：重篤な心ブロック，心原性ショック，非代償性の心不全
β遮断薬 ■ ラベタロール 　（トランデート） ■ メトプロロール 　（セロケン） ■ ナドロール 　（ナディック） **Ca拮抗薬** ■ アムロジピン 　（ノルバスク） ■ ベプリジル 　（ベプリコール） ■ ジルチアゼム 　（ヘルベッサー） ■ ベラパミル 　（ワソラン）	適応症：長期間にわたる狭心症の治療 効果：全身の血管平滑筋の弛緩

（次のページに続く）

伝統的な薬物療法（薬剤の種類）(続き)

抗不安薬

ベンゾジアゼピン系	適応症：不安の治療：不安症全般
■アルプラゾラム（コンスタン・ソラナックス） ■クロルジアゼポキシド（コントール・バランス） ■ジアゼパム（セルシン） ■ロラゼパム（ワイパックス） ■メダゼパム（レスミット） ■オキサゾラム（セレナール） **その他** ■ヒドロキシジン（アタラックス） ■パロキセチン（パキシル） ■プロクロルペラジン（ノバミン）	短期的：ベンゾジアゼピン 長期的：パロキセチン 効果：抑うつ症状全般 ベンゾジアゼピン：心理的・身体的依存性 一般的な副作用(最も一般的なもの)：日中に眠気を引き起こす可能性があるので、運転や集中を要する活動は避けること その他：めまい、傾眠、かすみ目、低血圧、薬物に対する身体依存 使用上の注意/禁忌：飲酒や他の中枢神経系抑制薬との併用は避ける 妊娠中や授乳中は使用しない 重篤な痛みをコントロールできていない患者には使用しない

抗不整脈薬

Class IA	適応症：不整脈を抑制する
■ジソピラミド（リスモダン） ■プロカインアミド（アミサリン） ■キニジン	目的：症状↓、血行動態機能↑ 心臓伝導組織への影響によって分類される

(続く)

(続き)

抗不整脈薬(続き)

Class IB ■リドカイン(キシロカイン) ■メキシレチン(メキシチール) ■フェニトイン(アレビアチン) **Class IC** ■フレカイニド(タンボコール) ■プロパフェノン(プロノン) **Class II** ■アセブトロール(アセタノール) ■エスモロール(ブレビブロック) ■プロプラノロール(インデラル) ■ソタロール(ソタコール) 注:Class III群に分類しているものあり **Class III** ■アミオダロン(アンカロン) **Class IV** ■ジルチアゼム(ヘルベッサー) ■ベラパミル(ワソラン) **その他** ■アデノシン ■アトロピン ■ジゴキシン	効果:Class IA Na^{++} を遮断する,心筋活動電位時間および不応期↑,膜反応↓ 一般的な副作用(最も一般的なもの):めまい,倦怠感,頭痛,悪心,便秘,口渇,低血圧,不整脈↑,心不全の症状および徴候,低血糖,発熱 使用上の注意/禁忌:経口投与前の心尖脈拍を測定すること(50回/分未満でないことを確認).II〜III度の心ブロックや心原性ショックの患者に投与しないこと 効果: Class IB:K^+伝導↑,心筋活動電位持続時間および有効不応期延長 Class IC:伝導速度↓,Phase 0↓ Class II:Naの伝導を阻害する,細胞膜を抑制する,自動能力↓,徴候の活動性を阻害する Class III:ノルエピネフリンを遮断する,心筋活動電位持続時間および有効不応期延長 Class IV:AV結節の不応期延長,Ca^{2+}遮断

(次のページに続く)

伝統的な薬物療法（薬剤の種類）（続き）

抗喘息薬

気管支拡張薬 ■ エピネフリン（ボスミン） ■ ホルモテロール（アトック） ■ サルメテロール（セレベント） ■ テルブタリン（ブリカニール） **副腎皮質ステロイド** ■ ベクロメタゾン（キュバール） ■ ベタメタゾン（リンデロン） ■ コルチゾン（コートン） ■ デキサメタゾン（デカドロン） ■ ブデソニド（パルミコート） ■ フルチカゾン（フルタイドロタディスク） ■ ヒドロコルチゾン（コートリル） ■ メチルプレドニゾロン（メドロール） ■ プレドニゾロン ■ トリアムシノロン（レダコート） **ロイコトリエン拮抗薬** ■ ザフィルルカスト（アコレート） **メディエーター遊離抑制薬** ■ クロモグリク酸ナトリウム（インタール）	適応症：急性あるいは慢性増悪期に起こる可逆的な気管支収縮 目的：急性発作の治療と今後の発作強度・頻度の軽減 効果：気管支拡張薬とホスホジエステラーゼ阻害薬は細胞内のサイクリックAMPの産生↑か分解↓により気道クリアランスを↑させる 副腎皮質ステロイドは気道の炎症を軽減させる ロイコトリエン拮抗薬は気管収縮を誘発する物質を阻害する 一般的な副作用（最も一般的なもの）：神経過敏，不穏，振戦，不眠，心悸亢進，高血糖，不整脈 副腎皮質ステロイド：抑うつ，多幸感，人格変化，高血圧，消化性潰瘍，創傷治癒遅延，体重↑，Cushing症候群 使用上の注意／禁忌：長時間作用性のアドレナリン作動薬，肥満細胞安定薬，吸入ステロイド薬は急性発作時には使用しないこと 注意：アドレナリン作動薬，抗コリン薬は脳血管障害の患者に注意 副腎皮質ステロイド：急激に投薬を中止しないこと（長期間の全身性のステロイド投与は骨，筋肉あるいは血糖調節障害を起こす場合がある）

（続く）

(続き)

抗コリン薬

■ アトロピン ■ ビペリデン ■ イプラトロピウム ■ オキシブチニン ■ プロパンテリン ■ スコポラミン ■ トルテロジン ■ トリヘキシフェニジル	適応症：徐脈, 気管支れん縮, 悪心, 乗り物酔いによる嘔吐, 胃液分泌作用↓, パーキンソン病患者に投与 効果：神経節後のコリン作動性神経支配領域におけるアセチルコリン阻害およびアセチルコリンの作用を阻害 一般的な副作用(最も一般的なもの)：眠気, 口渇, ドライアイ, かすみ目, 便秘症, 他の薬剤の吸収を阻害する：胃腸の働きおよび食物通過時間を変化させる 使用上の注意/禁忌：高齢者や小児患者には副作用が出やすい 慎重投与：慢性的な腎臓, 肝, 肺および心疾患の患者

抗凝血薬

■ ワルファリン ■ フォンダパリヌクス ■ ダルテパリン ■ ダナパロイド ■ エノキサパリン ■ アルガトロバン	適応症：血栓塞栓性疾患の予防と治療：肺塞栓症, 心房細動, 静脈炎心筋梗塞の治療薬として投与 効果：凝固形成および拡大の予防(ヘパリンが第1選択薬)：薬の作用が速やかに発現, その後維持療法を行う 一般的な副作用(最も一般的なもの)：めまい, 出血, 貧血, 血小板減少 使用上の注意/禁忌：凝血障害, 潰瘍, 悪性腫瘍, 手術間もない患者または活動性の出血(出血の危険性が高い)患者には慎重投与

(次のページに続く)

伝統的な薬物療法（薬剤の種類）(続き)

抗けいれん薬

バルビタール系 ■ペントバルビタール ■フェノバルビタール **ベンゾジアゼピン系** ■ジアゼパム **その他** ■アセタゾラミド ■カルバマゼピン ■ガバペンチン ■フェニトイン ■バルプロ酸ナトリウム ■ゾニサミド	適応症：てんかん発作の頻度と重症度↓ 効果：中枢神経系でのニューロンの異常放電↓，てんかん発作閾値↑，神経伝達物質のレベル変化，運動皮質の活動↓，てんかん発作活動の拡大予防 一般的な副作用(最も一般的なもの)：運動失調，不穏，眼振，複視，高血圧，悪心，味覚異常，食欲不振，無顆粒球症，再生不良性貧血，発熱，発疹，低血圧 使用上の注意/禁忌： 慎重投与：重篤な肝障害や腎障害の患者，妊婦や授乳中の患者

抗うつ薬

セロトニン再取り込み阻害薬 ■フルボキサミン ■パロキセチン ■セルトラリン **三環系抗うつ薬** ■アミトリプチリン ■アモキサピン ■イミプラミン ■ノルトリプチリン **その他** ■トラゾドン	適応症：抑うつ 不安症，遺尿症(イミプラミン)，慢性痛(アミトリプチリン，イミプラミン，ノルトリプチリン)，禁煙過食症，強迫性障害(セルトラリン)，全般的な不安症(パロキセチン) 効果：シナプス前神経によるドパミン，ノルエピネフリンおよびセロトニンの再取り込み阻害．大部分の三環系薬剤：抗コリン作用と鎮静作用をもつ 一般的な副作用(最も一般的なもの)：眠気，不眠症，ドライアイ，口渇，かすみ目，便秘，起立性低血圧，めまい

(続く)

(続き)

抗うつ薬(続き)

セロトニン再取り込み阻害薬(続き)	使用上の注意/禁忌：過敏症，緑内障，妊婦，授乳中，心筋梗塞直後，全身状態不良の患者，高齢者には慎重投与．冠状動脈疾患の既往，前立腺肥大症の患者に対しては時間をかけて漸増する

抗糖尿病薬

■アカルボース ■グリメピリド ■インスリン ■メトホルミン ■ミグリトール ■ナテグリニド ■NPHインスリン ■ピオグリタゾン	適応症：糖尿病の血糖コントロール 効果：血糖値↓ 一般的な副作用(最も一般的なもの)：低血糖，ストレス・感染・運動や食事内容の変化によって投与量の調節が必要 使用上の注意/禁忌：低血糖，過敏症，感染，ストレスや食事内容の変化によって投与量を変更すること 慎重投与：高齢者

抗真菌薬

■アムホテリシンB ■フルコナゾール ■グリセオフルビン ■イトラコナゾール ■ケトコナゾール ■テルビナフィン	適応症：真菌感染の治療 効果：感受性の高い真菌を殺菌または成長抑制：真菌の細胞膜浸透性または蛋白合成に作用 一般的な副作用(最も一般的なもの)：皮膚刺激 感染の危険性↑ 使用上の注意/禁忌： 慎重投与：骨髄機能の↓している患者(骨髄機能を↓させる可能性あり) 腎障害を起こす可能性がある

(次のページに続く)

伝統的な薬物療法(薬剤の種類)(続き)

抗ヒスタミン薬

■セチリジン(ジルテック) ■クロルフェニラミン(クロール・トリメトン) ■シプロヘプタジン(ペリアクチン) ■ヒドロキシジン(アタラックス) ■ロラタジン(クラリチン) ■プロメタジン(ピレチア)	適応症:アレルギー症状(鼻炎,じんま疹,血管浮腫)の寛解 アナフィラキシー反応の補助療法としても使用 効果:ヒスタミンのH_1受容体を遮断する 一般的な副作用(最も一般的なもの):便秘,口渇,ドライアイ,かすみ目,鎮静 使用上の注意/禁忌: 禁忌:過敏症,視野狭窄を伴う緑内障,早期産児または新生児 慎重投与:高齢者,幽門閉鎖症,前立腺肥大症,甲状腺機能亢進症,心血管障害,肝障害の患者

降圧薬

アンジオテンシン変換酵素(ACE)阻害薬 ■ベナゼプリル ■カプトプリル ■エナラプリル ■リシノプリル ■ペリンドプリル ■キナプリル ■トランドラプリル	適応症:高血圧の治療,うっ血性心不全の治療/左心室不全の進行抑制 リシノプリル:片頭痛の予防に用いられる 効果:血圧↓,心不全の進行↓,心不全の後負荷↓,心筋梗塞の生存率↑ 血管収縮を行うアンジオテンシンⅠからⅡへの変換を遮断し,降圧系であるブラジキニンを活性化する 一般的な副作用(最も一般的なもの):めまい,倦怠感,頭痛,発疹,不眠,狭心症,脱力,咳,低血圧,味覚障害,蛋白尿症,勃起不全,めまい,高K血症,食欲不振,下痢,好中球減少症

(続く)

(続き)

降圧薬(続き)	
ACE阻害薬(続き)	使用上の注意/禁忌: 禁忌:過敏症,妊婦,血管浮腫の患者 慎重投与:腎障害,肝障害,血液量↓の患者,利尿薬との併用,高齢者,大動脈狭窄症,脳血管あるいは心不全,血管浮腫の家族歴のある患者
アンジオテンシンⅡ 受容体拮抗薬 (ARB) ■カンデサルタン ■イルベサルタン ■ロサルタン ■テルミサルタン ■バルサルタン	適応症:高血圧の管理 効果:血圧↓:平滑筋や副腎のアンジオテンシンⅡ受容体を阻害し血管収縮を防止 一般的な副作用(最も一般的なもの):めまい,倦怠感,頭痛,低血圧,下痢,薬剤性肝炎,腎不全,高K血症 使用上の注意/禁忌: 禁忌:過敏症,妊婦,授乳中の患者 慎重投与:うっ血性腎不全,塩量↓の患者,利尿機能が↓している患者,腎障害,胆道閉鎖症の患者,18歳未満の患者

(次のページに続く)

伝統的な薬物療法（薬剤の種類）（続き）

降圧薬（続き）

非選択的 β 遮断薬 ■カルテオロール ■カルベジロール ■ラベタロール ■ナドロール ■ペンブトロール ■ピンドロール ■プロプラノロール ■チモロール **選択的 β 遮断薬** ■アセブトロール ■アテノロール ■ベタキソロール ■ビソプロロール ■メトプロロール	適応症：高血圧，不整脈の管理．心筋梗塞の予防にも使用される 効果：脈拍と血圧を総合的に↓ 非選択的：$β_1$，$β_2$ のどちらのアドレナリン受容体も遮断 選択的：アドレナリン $β_1$ 受容体を遮断し，$β_2$ 受容体には影響しない 一般的な副作用（最も一般的なもの）：倦怠感，体力↓，勃起不全，不安症，うつ状態，精神状態の変化，記憶力↓，めまい，眠気，不眠，かすみ目，神経過敏，悪夢，うっ血性心不全，気管支れん縮（非選択性），徐脈，低血圧，末梢血管収縮，高血糖，低血糖，消化管障害 使用上の注意/禁忌： 禁忌：無併発性の慢性心不全，肺水腫，心原性ショック，徐脈，心ブロック 慎重投与：腎障害患者，肝障害患者，高齢者，肺疾患者，糖尿病患者，Basedow 病患者，アレルギー反応のある患者，妊婦
Ca 拮抗薬 ■アムロジピン ■ジルチアゼム ■ニカルジピン ■ニフェジピン ■ニソルジピン ■ベラパミル	適応症：高血圧，狭心症，血管れん縮（異型狭心症）の管理 効果：全身の血管拡張；血圧↓ 冠状動脈の血管拡張：狭心症の頻度および発作↓ 心筋や血管平滑筋細胞内への Ca^{2+} の取り込みを抑制

（続く）

(続き)

降圧薬(続き)	
Ca拮抗薬(続き)	一般的な副作用(最も一般的なもの)：頭痛，末梢の浮腫，めまい，倦怠感，狭心症，徐脈，低血圧，心悸亢進，紅潮，悪心 使用上の注意/禁忌： 禁忌：過敏症，血圧90 mmHg未満の患者，徐脈，Ⅱ度またはⅢ度の心ブロック，非代償性うっ血性心不全患者 慎重投与：重篤な肝障害患者，高齢者，大動脈狭窄症患者，心不全の既往がある患者，妊婦または授乳中の患者，小児
利尿薬 ■クロロチアジド ■クロルタリドン 　(ハイグロトン) ■ヒドロクロロチアジド ■インダパミド	適応症：高血圧または慢性心不全やその他の原因による浮腫の管理 K保持性の利尿薬の降圧作用は弱く，K保持のために使用される 効果：腎臓に作用し，水と電解質の排泄量↑ 一般的な副作用(最も一般的なもの)：低K血症，高尿酸血症，めまい，傾眠，体力↓，血圧↓，食欲不振，けいれん，高血糖，脱水症，低Na血症，筋けいれん，膵炎 使用上の注意/禁忌： 禁忌：過敏症の患者 慎重投与：腎障害，肝障害の患者

(次のページに続く)

伝統的な薬物療法（薬剤の種類）（続き）

降圧薬（続き）

その他	
■クロニジン ■ドキサゾシン ■グアナベンズ ■メチルドパ ■ニトロプルシド ■プラゾシン ■テラゾシン	適応症：本態性高血圧の治療（最小限の副作用で治療を開始する場合，血圧コントロールのためにより強力な薬剤が投与される場合） 効果：拡張期血圧を 90 mmHg 未満あるいは許容範囲まで降下させる 抗アドレナリン作用（末梢的および中枢的）や血管拡張作用 一般的な副作用（最も一般的なもの）：めまい，低血圧，体力↓，口渇，徐脈，Na 貯留，胃腸障害 使用上の注意/禁忌：腎機能↓や非代償性うっ血性心不全の患者には注意して投与

抗菌薬

アミノグリコシド系	
■ゲンタマイシン ■カナマイシン ■ストレプトマイシン ■トブラマイシン	適応症：細菌感染の治療および予防 効果：病原細菌の殺菌，抑制（真菌やウイルスに対しては働かない） 一般的な副作用（最も一般的なもの）：下痢，悪心，嘔吐，発疹，じんま疹，てんかん発作，めまい，眠気，頭痛
セフェム系 ■セファドロキシル ■セファゾリン ■セフロキシムアキセチル ■セファレキシン	使用上の注意/禁忌： 禁忌：特定の薬剤に対する過敏症のある患者，妊娠中または授乳中の患者，肝・腎機能不全患者，広範なスペクトラムをもつ薬剤を長期間投与すると，真菌や耐性菌の感染を引き起こす

（続く）

(続き)

抗菌薬(続き)

フルオロキノロン系
- シプロフロキサシン
- エノキサシン
- ガチフロキサシン
- レボフロキサシン

マクロライド系
- アジスロマイシン
- クラリスロマイシン
- エリスロマイシン

ペニシリン系
- アモキシシリン
- アンピシリン

スルホンアミド系
- スルファセタミドナトリウム
- スルファメトキサゾール

テトラサイクリン系
- ドキシサイクリン
- ミノサイクリン
- テトラサイクリン

その他
- バンコマイシン

抗腫瘍薬

アルキル化薬
- ブスルファン
- メルファラン
- プロカルバジン

適応症:固形腫瘍の治療,リンパ腫や白血病(しばしば薬剤を併用する)
効果:さまざまな薬剤がさまざまな効果をもっている(新生物の近隣にある他の細胞や,DNAの合成や機能,免疫機能の変化やホルモン状態に影響する場合がある)

(次のページに続く)

伝統的な薬物療法（薬剤の種類）(続き)

抗腫瘍薬(続き)

アントラサイクリン系 ■ドキソルビシン ■エピルビシン **抗がん剤** ■ブレオマイシン ■マイトマイシン **ホルモン系** ■エストラムスチン ■レトロゾール ■タモキシフェン **ビンカアルカロイド系** ■ビンブラスチン ■ビンクリスチン	一般的な副作用(最も一般的なもの)：悪心，嘔吐，脱毛，貧血，白血球減少，血小板減少，胃腸障害，肺線維症，瘙痒感，発疹，関節痛，筋肉痛，悪寒，発熱，感染，顔面紅潮 使用上の注意/禁忌： 禁忌：骨髄抑制前や過敏症の患者，妊娠中または授乳中の患者 慎重投与：感染症患者，骨髄量の↓している患者，放射線治療や病気で衰弱している患者

抗パーキンソン薬

■ビペリデン ■ブロモクリプチン ■カルビドパ ■エンタカポン ■レボドパ ■ペルゴリド ■プラミペキソール ■ロピニロール ■セレギリン	適応症：退行性，有毒性，感染性，腫瘍性，薬剤性などさまざまな要因で起こるパーキンソン病の治療 効果：固縮，振戦の治療，アセチルコリンやドパミンといった主な神経伝達物質の再取り込みを調整する(ドパミン↓はコリン作動性の活動を↑させる) 一般的な副作用(最も一般的なもの)：かすみ目，ドライアイ，口渇，便秘，せん妄，うつ，めまい，頭痛，鎮静，体力↓ 使用上の注意/禁忌： 禁忌：視野狭窄のある緑内障患者 慎重投与：重篤な心疾患のある者，幽門閉鎖症や前立腺肥大症の患者

(続く)

236

(続き)

抗血小板薬

■アスピリン ■シロスタゾール ■クロピドグレル ■ジピリダモール ■チクロピジン	適応症：脳梗塞や心筋梗塞などの血栓塞栓症の治療および予防 ジピリダモールは胸部手術後に用いられる 効果：血小板凝集抑制 いくつかの薬剤はホスホジエステラーゼの作用を抑制する 一般的な副作用（最も一般的なもの）：頭痛，めまい，低血圧，心悸亢進，頻脈，悪心，下痢，胃炎，消化管出血 使用上の注意/禁忌： 禁忌：過敏症の患者，潰瘍，活動性の高い出血のある患者，手術直後 注意：手術や外傷などにより出血の危険性のある患者，消化管出血や潰瘍の既往歴のある患者

向精神薬

■クロルプロマジン ■フルフェナジン ■ハロペリドール ■オランザピン ■プロクロルペラジン ■クエチアピン ■リスペリドン ■トリフロペラジン	適応症：慢性および急性の精神障害の治療（精神活動の弱い精神障害の治療） 効果：精神障害の症状↓（脳内のドパミン受容体を遮断する，ドパミンの放出および代謝を変化させる） 抗コリン薬は他の部位にも作用する 一般的な副作用（最も一般的なもの）：錐体外路症状，ジスキネジア，鎮静，光線過敏症，かすみ目，ドライアイ，口渇，白血球減少，便秘，低血圧 使用上の注意/禁忌： 禁忌：過敏症の患者，視野狭窄のある緑内障患者，中枢神経系の機能↓のある患者 注意：冠動脈疾患，重篤な疾患のある患者，衰弱している患者，前立腺肥大や腸閉塞のある患者

(次のページに続く)

伝統的な薬物療法（薬剤の種類）(続き)

抗リウマチ薬

副腎皮質ステロイド系 ■ベタメタゾン ■コルチゾン ■デキサメタゾン ■ヒドロコルチゾン ■メチルプレドニゾロン ■プレドニゾロン **疾患修飾性抗リウマチ薬（DMARDs）** ■アザチオプリン ■エタネルセプト ■インフリキシマブ ■レフルノミド ■メトトレキサート ■ペニシラミン **NSAIDs** →241ページ	適応症：リウマチの痛みと腫脹の治療，疾患と関節破壊の進行抑制，関節機能の維持 効果：NSAIDsと副腎皮質ステロイドは抗炎症作用，DMARDsは自己免疫反応の抑制（細胞性免疫と抗体産生の変化） 一般的な副作用（最も一般的なもの） ステロイド系：うつ，悪心，多幸症，食欲不振，高血圧，筋萎縮，骨粗鬆症，Cushing現象，創傷治癒の遷延，副腎抑制，人格変化，水分貯留 DMARDs：貧血，白血球減少，食欲不振，嘔気，悪寒，発熱，瘙痒感，網膜症，Raynaud現象 NSAIDs：めまい，眠気，悪心，便秘，発疹，心悸亢進，出血時間の延長 使用上の注意/禁忌：過敏症の患者には禁忌 ステロイド系：未治療の活動性の感染症には使用しない．消化管出血の既往や糖尿病の患者には慎重投与 DMARDs：活動性の感染症，潜在性の悪性腫瘍やコントロール不良の糖尿病には使用しない NSAIDs：アスピリンアレルギーのある患者には使用しない

(続く)

(続き)

抗潰瘍薬

制酸薬 ■水酸化マグネシウム **抗感染薬** ■アモキシシリン ■クラリスロマイシン **ヒスタミンH₂ブロッカー** ■アンタゴニスト ■シメチジン ■ファモチジン ■ニザチジン ■ラニチジン **その他** ■ランソプラゾール	適応症：消化性潰瘍，逆流性食道炎の治療および予防 効果：ヘリコバクターピロリ菌に対し抗感染性作用．制酸薬は胃酸を中和し，潰瘍の表面をそれ以上のダメージから保護する 一般的な副作用(最も一般的なもの)：他の経口薬の吸収を阻害する場合がある，せん妄，めまい，眠気，精子数↓，勃起不全，味覚変化，黒舌 使用上の注意/禁忌 禁忌：過敏症の患者 慎重投与：腎障害のある患者，高齢者

抗ウイルス薬

■アシクロビル ■アマンタジン ■ファムシクロビル ■ホスカルネット ■ガンシクロビル ■オセルタミビル ■リバビリン ■バラシクロビル ■バルガンシクロビル ■ビダラビン ■ザナミビル	適応症：ウイルス性感染の治療 アシクロビル：ヘルペスウイルスと水痘，オセルタミビルとザナミビル：インフルエンザA型，ガンシクロビル・バルガンシクロビル・ホスカルネット：サイトメガロウイルス，ビダラビンは眼性ウイルスに作用 効果：ウイルスの複製を阻害する 一般的な副作用(最も一般的なもの)：アシクロビルは中枢神経系に毒作用を引き起こす可能性がある．ホスカルネットはけいれん発作の危険性を高める その他の副作用：めまい，頭痛，悪心，下痢，嘔吐，振戦，疼痛，静脈炎，関節痛

(次のページに続く)

伝統的な薬物療法（薬剤の種類）（続き）

抗ウイルス薬（続き）

	使用上の注意/禁忌 禁忌：過敏症の既往のある患者 慎重投与：腎障害のある患者には注意して使用すること（投与量を調節すること）

骨吸収阻害薬（骨粗鬆症治療薬）

■ アレンドロネート ■ エチドロネート ■ パミドロネート ■ ラロキシフェン	適応症：骨粗鬆症の予防，治療 効果：骨吸収を阻害する/破骨細胞の活動を抑制するエストロゲン受容体と結合 一般的な副作用（最も一般的なもの）：腹痛，膨満感，便秘，下痢，筋骨格系の疼痛 使用上の注意/禁忌 禁忌：過敏症の患者，低 Ca 血症，血栓塞栓性の疾患の既往のある女性 慎重投与：腎障害患者

中枢神経興奮薬

■ メチルフェニデート（リタリン） ■ ペモリン	適応症：ナルコレプシー（睡眠発作），注意欠陥/多動性障害（ADHD）の治療 効果：中枢神経における神経伝達物質量↑，呼吸や中枢神経の刺激，運動性や精神活動↑，倦怠感↓ 一般的な副作用（最も一般的なもの）：多動，不眠，振戦，高血圧，心悸亢進，頻脈，食欲不振，便秘，口渇，発疹，過敏性反応 使用上の注意/禁忌 禁忌：過敏症の患者，妊婦または授乳中の女性，過興奮状態にあるもの 注意：精神病性の人格や自殺願望や殺人願望のある者，冠動脈疾患の既往のある患者，糖尿病患者，高齢者

（続く）

240

(続き)

高脂血症治療薬

■アトルバスタチン ■コレスチラミン ■フェノフィブラート ■フルバスタチン ■ロバスタチン ■ナイアシン ■プラバスタチン ■シンバスタチン	適応症：血中の脂質↓，アテローム性動脈硬化性脳血管障害の罹患率および死亡率の危険性↓ 効果：コレステロール合成酵素を阻害する，または消化管においてコレステロールと結合する 一般的な副作用(最も一般的なもの)：腹部不快感，便秘，悪心，発疹 筋肉の疼痛/うずく痛みで運動を伴わない疼痛は，薬剤の毒性の微候を示している可能性がある 使用上の注意/禁忌 禁忌：過敏症の患者，完全な胆道閉塞症の患者 慎重投与：便秘の既往，肝疾患のある患者

NSAIDs

■アスピリン ■セレコキシブ ■フルルビプロフェン ■イブプロフェン ■インドメタシン ■ケトプロフェン ■ナブメトン ■ナプロキセン ■オキサプロジン ■プロキシカム ■サリチル酸 ■スリンダク	適応症：軽度から中等度の疼痛，発熱や炎症状態の抑制，関節炎，関節リウマチ 効果：鎮痛，抗炎症，解熱(プロスタグランジンの合成を阻害) 一般的な副作用(最も一般的なもの)：めまい，眠気，悪心，便秘，心悸亢進，発疹，出血時間の延長 使用上の注意/禁忌：アスピリンアレルギーがある場合，NSAIDsは併用してはならない 禁忌：消化管などの出血傾向の患者 慎重投与：肝・腎および心疾患の患者

(次のページに続く)

伝統的な薬物療法（薬剤の種類）(続き)

筋弛緩薬

■ バクロフェン ■ ダントロレン ■ ジアゼパム ■ メトカルバモール	適応症：脊髄損傷におけるけい縮の治療，急性の筋骨格系疾患における疼痛の緩解
	効果：中枢性に作用（ダントロレンを除く）
	脊髄レベルでの反射を阻害し，腸や膀胱機能に作用する可能性もある
	一般的な副作用（最も一般的なもの）：悪心，めまい，眠気，倦怠感，衰弱，便秘，高血糖
	筋力↓を引き起こす可能性がある
	使用上の注意/禁忌
	禁忌：姿勢維持やバランスをとるためにけい縮を利用している患者
	慎重投与：肝疾患の既往がある患者

参考資料

田坂厚志

患者/クライエント管理の構成要素

検査
- 情報収集：
  既往歴
  システム・レビュー(系統的レビュー)
  検査と測定

↓

評価
- 検査で収集した情報に基づいて臨床的な判断を行う
- 他職種へ照会する必要がある追加的問題について評価する

↓

診断
- 情報を診断クラスター，症候群または診断区分に整理するプロセス

↓

予後
- 介入により期待される改善の程度，および達成に要する期間を明確にする
- 診療の計画はここに含まれる
- ケア・プラン立案もこの段階で行う

↓

介入
- 最適な結果が得られるようにさまざまな治療法や治療技術を用いる
- 成果を得るために役立つ場合，他職種への照会も実施する

↓

転帰
- 患者への介入および管理の結果

臨床的な問題解決

1. 患者の徴候を特定する
2. 評価する徴候を決定する
3. 関連した徴候の特徴を特定する
4. 評価すべき問題点の優先順位リストを作成する
5. 徴候を検査する手順を確認する
6. 検査を行う
7. 検査結果を分析(評価)する
8. 診断を確定する
9. 治療の目標および計画を立案する
10. 治療/介入を行う
11. 治療/介入の効果を評価する
12. 必要に応じて治療計画を修正する

文書

"最良の実践"に関する文書の一般原則

原則	文書の詳細
民間の保険会社の規約および法規と一致している	メディケア：Local Corerage Derermination(地方補還決定)について知る(LCDまたはLMRP) 使用される用語を知る： ■医学的必要性　■監督 ■熟練している　■診療環境 ■有資格者 民間の保険会社：補償額の再調査(詳細については特定の保険会社と連絡をとる)

(次のページに続く)

"最良の実践"に関する文書の一般原則(続き)

原則	文書の詳細
患者の状態に関する必要事項の詳細を提供する	「患者がこのサービスを必要とする理由」について考える 診断のため医師に照会 リハビリテーション検査には次の項目がある ■主観的な情報：徴候, 日常生活と機能への影響 ■客観的な情報：障害, 機能的制限および身体障害
医療従事者によるニーズのアセスメントもリハビリテーションのサービスに取り入れる	■「患者がサービスを受けて享受できる利益, およびサービスの手続き方法」について考える ■より専門的なサービスの必要性を検討する ■時間的枠組み, 事実上の機能, および客観的データに基づいた測定可能な目標を明確にする
個々の患者について個別の詳細なケア計画の要点をまとめる	■頻度, 期間, モニタリングや監視する範囲などにより特定される治療法, または運動 ■個人に合わせる
実施される治療の詳細を提供する	■特定の治療や治療の反応, 目標に向けた進展の状況を含む実施されたサービスに関して適切に請求する
期間と期待される改善度を用いて予後について説明する	理学療法評価に基づき, 専門的なサービスを実践する

SOAP 記録形式	
構成要素	構成要素に含まれる具体的な詳細
主観的情報	問題点：主訴 患者から報告される治療に関連した情報 マネジメント： ■疼痛もしくは疼痛行動 ■使用中の薬剤 ■自宅の環境 ■既往歴 ■以前の機能レベル ■患者の目標 ■現在の機能レベル
客観的情報	医療記録に記載されている既往歴 客観的測定/観察の結果 今まで受けた治療をすべて記述する 今まで受けた患者教育をすべて記述する 照会先/専門家/医師などとの連絡を記録する
評価	他領域の医療従事者が，問題および熟練を要する介入の必要性を理解し，概要を把握できるよう，患者の問題をアセスメント(評価)する 以下の項目が含まれる： ■問題点リスト ■目標：長期的目標(治療の終了時)と短期的目標(中間目標) ■測定可能，現実的，観察可能，期間，機能的 ■要旨：理学療法士による診断と予後の印象(専門用語には説明書きをつける)
計画	■1日および1週間における頻度 ■治療　　■教育　　■機器の必要性 ■さらなる評価/照会の計画 ■退院の基準

アウトカムツール

機能的評価のアウトカムツール

検査	説明・解説
Barthel Index	ADL の機能的自立度を測定
Borg Rating of Perceived Exertion	活動による自覚的な運動強度（6〜20 スケール，または 0〜10 スケール）
Box and Block Test	片手の把持と開きの巧みさの評価
カナダ作業遂行測定（Canadian Occupational Performance Measure；COPM）	患者が時間をかけて行うセルフケア能力の評価
機能的自立度評価法（Functional Independence Measure；FIM）	23 項目で評価する機能的自立度
Katz ADL インデックス	依存度（8 ポイント評価）：子どもに用いられる
Kenny セルフケア評価	ADL の評価
Klein-Bell ADL スケール	能力障害のある成人の ADL 評価
PULSES プロフィール	慢性疾患がある施設入所者の機能評価
Rivermead Mobility Index (RMI)	神経学的な障害がある患者の可動性
歩行時間テスト（3, 6, 12 分間）(Timed Walk Tests)	歩行時の機能：元々は肺疾患患者に実施していた検査
Timed Up and Go Test	体力が↓した高齢者の可動性：椅子からの立ち上がり時間，3 m 歩行，座位に戻る
呼吸困難の際の Visual Analogue Scale (VAS)	呼吸困難の自覚症状：活動時に使用する

健康状態/QOL アウトカムツール

検査	解説・説明
関節評価スケール(Arthritis Impact Measurement Scales)	関節リウマチ患者の身体,社会,そして精神領域に関する健康状態の定量化
心疾患者の生活に関するアンケート(Living with Heart Failure Questionnaire)	うっ血性心不全患者のQOL
St. George's 呼吸器アンケート(St. George's Respiratory Questionnaire)	慢性肺疾患者の健康関連QOL
Short Form Health Survey (SF-36)	知覚される健康状態:健康な人に特化(36項目)
12項目簡易健康調査(12-Item Short Form Health Survey)	SF-36の簡易版

筋骨格系疾患特有のアウトカムツール

脊椎/腰部独自のアウトカムツール	Numeric Pain Rating Scale(NPRS)	筋障害患者の疼痛強度
	Oswestry 腰痛アンケート(Oswestry Low Back Pain Disability Questionnaire)	腰痛によって知覚される障害
	Roland & Morris 能力障害アンケート(Roland & Morris Disability Questionnaire)	腰痛患者の障害指数
	腰背部筋の耐久性のためのSorensen Test (Sorensen Test for Endurance of Back Muscles)	腰背部筋の機能(腹臥位)
	疼痛に対する VAS	患者が知覚する疼痛:活動時に使用する

(次のページに続く)

健康状態/QOL アウトカムツール(続き)

上肢機能	Box and Block Test	片手の把持と開きの巧みさの評価
	Wolf 運動機能テスト(Wolf Motor Function Test；WMFT)	外傷性脳損傷および脳血管障害後の患者の, 15通りの上肢の動きのスピードを評価
下肢機能	下肢の活動側面(Lower Extremity Activity Profile)	下肢機能評価(セルフケアと可動性：23項目)
	下肢機能評価(Lower Extremity Functional Scale)	筋障害患者の下肢機能(20項目)

小児のアウトカムツール

検査	解説・説明
Alberta 幼児運動スケール	運動能力に関する発達遅滞の評価：58項目
Gross Motor Function Measure	健康な5歳児と比較した, 脳性麻痺およびダウン症の子どもの粗大運動機能
Gross Motor Performance Measure	脳性麻痺児の動作の質(20項目)
リハビリテーションのための子どもの能力低下評価法(PEDI)	6か月～7歳までの子どもの可動性, セルフケア, 社会的役割について
子どものための機能的自立度評価法(WeeFIM)	子どもの時間経過に伴う障害の変化

脳卒中に特有のアウトカムツール

検査	解説・説明
Chedoke-McMaster 脳卒中評価	脳血管障害後の機能障害と能力障害
Emory Functional Ambulation Profile (EFAP)	脳血管障害後の歩行能力の評価
Frenchay 上肢テスト (Frenchay Arm Test)	脳血管障害後の上肢機能の回復
Fugl-Meyer 評価法(脳卒中後感覚運動の回復評価)	脳血管障害後の回復
Wolf 運動機能テスト (WMFT)	外傷性脳損傷および脳血管障害後の 15 通りの上肢動作におけるスピードを評価

その他のアウトカムツール

バランス	Berg Balance Scale (BBS)	14 項目からなるバランスと姿勢維持に関する評価
	Functional Reach Test	バランスの評価
抑うつ	Beck うつ病評価尺度	抑うつの徴候と機能
疼痛の評価	神経因性疼痛評価スケール(NPRS)	筋骨格障害患者の疼痛の強さ
	疼痛に対する VAS	患者が知覚する疼痛：活動時に使用する

(Rothstein JM, Roy SH, Wolf SL：The Rehabilitation Specialist's Handbook, 3rd ed, Table 8-3, FA Davis Co, 2005 より改変)

索引

数字

3Dマッピング 185
6分間歩行検査 66
12-Item Short Form Health Survey(12項目簡易健康調査) 249

欧文

A

ACE(アンジオテンシン変換酵素)阻害薬 230
ACT(活性化凝固時間) 215
AG(アニオンギャップ) 198
AHCPR分類ガイドライン 184
Alberta幼児運動スケール 250
ALP(アルカリホスファターゼ) 198,206
ALT(アラニンアミノトランスフェラーゼ) 206
APC-R(活性型プロテインC-レジスタンス) 211
APTT(活性化部分トロンボプラスチン時間) 215
ARB(アンジオテンシンⅡ受容体拮抗薬) 231
Arthritis Impact Measurement Scales 249
AST(アスパラギン酸アミノトランスフェラーゼ) 198,206,208
ATNR(非対称性緊張性頸反射) 138

B

β遮断薬 223
Bリンパ球 213
Babinski反射 134
Barlowテスト 93
Barthel Index 248
BE(塩基過剰) 219
Beckうつ病評価尺度 251
Berg Balance Scale(BBS) 148,251
BIPAP 46
BNP(脳性ナトリウム利尿ペプチド) 199,211
Body Mas Index(BMI) 27
Borgスケール 53
Borg Rating of Perceived Exertion 248
Box and Block Test 248,250

253

索引

BP(血圧) 51
Broca 失語 165
BUN(血中尿素窒素) 199, 204, 207

C

Ca(カルシウム) 199
Ca 拮抗薬 223, 232
CAD(冠動脈疾患) 7, 207
Canadian Occupational Performance Measure (COPM) 248
Chedoke-McMaster 脳卒中評価 251
Cho-pat® 124
CK(クレアチンキナーゼ) 200
Cl(塩素) 199
CPK(クレアチンホスホキナーゼ) 208
Cr(クレアチニン) 200, 207
Crossed Extension 137
CRP(C 反応性蛋白) 208, 211
CSF 分析 217
CT 58, 112, 159

D

DEXA(二重エネルギー X 線吸収測定法) 113
DMARDs(抗リウマチ薬) 238
DVT(深部静脈血栓症) 60, 164

E

Emory Functional Ambulation Profile(EFAP) 251
ERV(予備呼気量) 63
ESR(赤血球沈降速度) 214

F

FA(葉酸) 200
Fe(鉄) 201
FIM(機能的自立度評価法) 248
Flexor Withdrawal 137
FRC(機能的残気量) 63
Frenchay Arm Test 251
FT$_4$(遊離サイロキシン) 202
Fugl-Meyer 評価法 251
Functional Reach Test (FRT) 148, 251
FVC(肺活量) 63

G

Glasgow Coma Scale 155
Glu(グルコース) 201
GOT(グルタミン酸オキサロ酢酸トランスアミナーゼ) 198, 206, 208
Grasp 137
Gross Motor Function Measure 250
Gross Motor Performance Measure 250

欧文索引

H

H シリンダー 41
Halo 123
Harbor/ramp 法 66
Hb(ヘモグロビン) 212
HbA_{1C} 210
HCO_3 219
HCO_3^-(重炭酸イオン) 199
Hct(ヘマトクリット) 212
HDL(高比重リポ蛋白) 210
Hoffmann 徴候 135
Holter 心電図 58
Horner 症候群 152
HR(心拍数) 50, 70

I

IABP(大動脈内バルーンパンピング) 77
IC(最大吸気量) 63
ICD(植込み型除細動器) 76
IMV(間欠的強制換気) 46
INR 215
IRV(予備吸気量) 63

K

K(カリウム) 202
Katz ADL インデックス 248
Kenny セルフケア評価 248
Klein-Bell ADL スケール 248

L

Lachman テスト 94, 95

LDH(乳酸脱水素酵素) 201, 208
LDL(低比重リポ蛋白) 210
Living with Heart Failure Questionnaire 249
Lower Extremity Activity Profile 250
Lower Extremity Functional Scale 250
LVAD(左室補助循環装置) 72

M

METs 71
Mg(マグネシウム) 202
Modified Ashworth Scale (MAS) 135
Moro 反射 137
MRI 58, 112

N

Na(ナトリウム) 203
NH_3(アンモニア) 198
NPRS(神経因性疼痛評価スケール) 251
NSAIDs(非ステロイド性抗炎症薬) 238, 241
Numeric Pain Rating Scale (NPRS) 249

O

Ortolani テスト 93
Oswestry Low Back Pain Disability Questionnaire (腰痛アンケート) 249

255

索引

P

P（リン） 202
PA（プレアルブミン） 202
$PaCO_2$ 199, 219
Palumbo 膝蓋骨安定装具 124
PaO_2 219
PEDI（リハビリテーションのための子どもの能力低下評価法） 250
PFT（肺機能検査） 60
pH 219
Plt（血小板） 214, 215
PSA（前立腺特異抗原） 202
PSV（圧支持換気） 46
PT 実践ガイド，神経筋に対する 169
PTT（部分トロンボプラスチン時間） 212
PULSES プロフィール 248

R

Rancho Los Amigos 認知機能スケール 156
Ransford の疼痛評価 85
Rivermead Mobility Index（RMI） 248
RLV（残気量） 63
Roland & Morris Disability Questionnaire（能力障害アンケート） 249
RR（呼吸数） 51

S

Salter の骨折分類 113
Scour 93
Short Form Health Survey（SF-36） 249
SIMV 46
SOAP 247
SOMI 123
Sorensen Test 247
SpO_2 51, 219
Squeeze 94
St. George's Respiratory Questionnaire（呼吸器アンケート） 249
Startle 137
STNR（対称性緊張性頸反射） 138

T

T_3（トリヨードサイロニン） 203
T_4（サイロキシン） 203
T リンパ球 213
TG（トリグリセリド） 203, 210
Tg（サイログロブリン） 203
THR（目標心拍数） 70
TIBC（総鉄結合能） 201
Timed Up and Go Test（TUG） 148, 248
Timed Walk Tests 248
TLC（全肺気量） 63
TNM（がんの病期分類） 21
TP（総蛋白） 203, 206

和文索引

Traction 137
Trendelenburg テスト 93
Trendelenburg 歩行 107
TSH(甲状腺刺激ホルモン) 204
TV(一回換気量) 63

U

UA(尿酸) 204,207
UV 放射線治療 194

V

Visual Analogue Scale (VAS)
　——, 呼吸困難の際の 248
　——, 疼痛に対する 249,251
VLDL(超低密度リポ蛋白) 210
V/Q スキャン 60

W・X・Z

WBC(白血球) 209
WeeFIM(子どものための機能的自立度評価法) 250
Wernicke 失語 165
Wolf Motor Function Test (WMFT) 250,251
X 線検査 112
Z 形成術 191

和文

あ

アキュザイム(コラゲナーゼ) 188
悪性黒色腫 186
足タップ試験 151
アスパラギン酸アミノトランスフェラーゼ(AST) 198,206,208
アスピリンテスト 211
アセスメント
　——, 胸郭出口症候群の 145
　——, 創傷床の 185
　——, 皮膚の 172
圧支持換気(PSV) 46
圧迫潰瘍の危険因子 182
圧迫損傷 184
アテローム性動脈硬化 207
アニオンギャップ(AG) 198
アミノグリコシド系抗菌薬 234
アミラーゼ 198
アラニンアミノトランスフェラーゼ(ALT) 204
アルカリホスファターゼ(ALP) 198,204
アルキル化薬 235
アルギン酸塩 189
アルドラーゼ 198
アルブミン 198,206

索引

アンジオテンシン変換酵素
　(ACE)阻害薬　230
アンジオテンシンⅡ受容体
　拮抗薬(ARB)　231
アンモニア(NH_3)　198

■い

意識消失　157
異種移植　191
移乗　112
異常反射　135
移植　72
異所の骨形成　164
痛み
　——，内臓に起因した　144
　——の評価　15
位置覚　141
胃腸障害　152
一回換気量(TV)　63
陰圧療法　194
インキュベータ　45
インスリン　75

■う

植込み型除細動器(ICD)　76
烏口鎖骨靱帯テスト　93
薄型フィルム(ポリウレタン
　フィルム)　189
運動アセスメント　66
運動学的筋電図　158
運動処方，有酸素運動に対す
　る　70
運動神経支配の髄節　91
運動制御　97
運動調整能の評価　161

運動負荷試験　59

■え

エアロゾルマスク　44
鋭覚　141
栄養障害性潰瘍　181
栄養必要量の評価　25
エクササイズ，筋増量のため
　の　125
エレクトロニック・ノーズ
　(電子鼻)　185
鉛管様固縮　136
塩基過剰(BE)　219
嚥下困難　152
嚥下障害　26
塩素　199
円背　100
円描画　150

■お

凹足(ハイアーチ)　103
オーバーフロー　119
折り畳みナイフ反射　136
温度覚　141
温熱傷　175

■か

下位運動ニューロン障害
　　　　　　　　　153
回外試験　151
回外足　102
咳嗽　35
外転神経　128
回転皮弁　191
回内試験　151

和文索引

回内足(扁平足) 102,103
外反膝 102,103
外反ストレステスト 95
潰瘍の分類 181
会話テスト 67
化学熱傷 175
下顎反射 135
踵つま先試験 150
踵膝試験 150
下肢機能評価 250
下肢スクリーニングテスト 84
下肢の活動側面 250
画像診断 112
肩関節不安定テスト 93
滑車神経 128
活性化凝固時間(ACT) 215
活性型プロテインC-レジスタンス(APC-R) 211
活性化部分トロンボプラスチン時間(APTT) 215
家庭生活日常動作評価 111
カナダ作業遂行測定 248
カラーコーディング 185
カリウム(K) 202
カルシウム(Ca) 199
カルシウム拮抗薬 221,230
カルシトニン 199
加齢の影響 20
がん
　──の種類 21
　──の早期警告症状 20
　──の病期分類(TNM) 21
感覚検査 140

換気 46
肝機能検査 206
換気ポンプの機能不全 79
間欠的強制換気(IMV) 46
幹細胞療法 195
観察的歩行分析 106
監視 18
患者
　──に対する教育評価 28
　──の背景 2
患者管理 242
桿状核球 212
関節可動域, 成人の 88
関節評価スケール 247
関節リウマチ 120
乾癬 187
完全骨折 114
冠動脈カテーテル 59
冠動脈疾患(CAD) 7,207
鑑別診断 115
顔面神経 128

■き

記憶検査 149
気管支拡張薬 226
気管支鏡検査 60
気管支呼吸音 34
危険因子
　──, 褥瘡の 8
　──, 心疾患の 7
　──, 深部静脈血栓症の 9
　──, 転倒の 6
　──, 肺疾患の 8
器材医療記録 28
基礎代謝率 75

索引

基底細胞がん 186
気道クリアランスの機能不全 78
機能的残気量(FRC) 63
機能的自立度評価法(FIM) 248
機能的バランス検査 148
球海綿体反射 134
吸収性ドレッシング(粒状滲出液吸収体) 190
嗅神経 128
急性アルコール中毒 157
急性拒絶反応 72
胸郭出口症候群のアセスメント 145
驚愕反射 137
凝固検査 215
狭心症 40
狭心症スケール 57
狭心症治療薬 223
強制換気 46
協調性テスト 150
胸椎後弯 103
胸部X線 58
胸壁音 39
胸腰仙椎装具(テーラー型) 123
局所皮弁 191
距骨傾斜テスト 94
起立性低血圧 152,164
亀裂骨折 114
近位監視 18
筋弛緩薬 242
筋伸張反射 133
──，異常な 135

筋線維 125
緊張性迷路反射 138
筋抵抗テスト，脊髄神経の 129
筋肉皮弁 191
筋力評価段階表 90

■く

口とがらし反射 135
屈曲共同運動 167,168
クライエント管理 242
クラックル音 34
グルコース(Glu) 201
グルタミン酸オキサロ酢酸トランスアミナーゼ(GOT) 198,206,208
車いす 29
クレアチニン(Cr) 200,207
クレアチン 200
クレアチンキナーゼ(CK) 200
クレアチンホスホキナーゼ(CPK) 208
クローヌス 136

■け

けい縮 135
けい性 136
携帯型液体酸素ユニット 42
頸椎後弯 103
経皮的酸素飽和度 51
頸部障害の予防 105
血圧(BP) 51
血圧反応，正常な 52
血液検査 212

血液量 212
血管潰瘍 181
血管造影 159
血漿浸透圧 202
血小板(Plt) 214, 215
血中尿素窒素(BUN) 199, 204, 207
肩甲骨ウィンギング 103
肩甲骨下方回旋 103
肩甲骨挙上 103
肩鎖関節脱臼装具 123
ゲンタマイシン 188
健忘性失語 165

こ

高圧酸素療法 194
降圧薬 230
抗アルツハイマー薬 222
抗ウイルス薬 239
抗うつ薬 228
好塩基球 212
構音障害 165
抗潰瘍薬 239
抗がん剤 236
抗感染薬 239
抗凝血薬 227
後屈運動 96
抗けいれん薬 228
抗血小板薬 237
抗コリン薬 227
交叉性失語 165
交叉性伸展反射 137
好酸球 213
高脂血症治療薬 241
拘縮 164

抗腫瘍薬 235
甲状腺刺激ホルモン(TSH) 204
抗真菌薬 229
向精神薬 237
抗喘息薬 226
抗糖尿病薬 229
抗パーキンソン薬 236
高比重リポ蛋白(HDL) 210
抗ヒスタミン薬 230
抗貧血薬 222
抗不安薬 224
抗不整脈薬 224
後方引き出し 94, 95
肛門括約筋反射 134
抗リウマチ薬(DMARDs) 238
呼気 35
呼吸音 34
呼吸器疾患 78
呼吸器の診断 63
呼吸困難のアセスメント 57
呼吸数(RR) 51
呼吸の評価 36
呼吸不全 80
呼吸リハビリテーションのアウトカム 77
固縮 136
誤聴診 36
骨関節評価 84
骨吸収阻害薬(骨粗鬆症治療薬) 240
骨シンチグラフィ 113
骨折分類, Salter の 113
骨粗鬆症 164

索引

骨粗鬆症のスクリーニング 118
子どものための機能的自立度評価法(WeeFIM) 250
コミュニケーション障害 165
コラゲナーゼ(アキュザイム) 188
コルチゾール 200
コレステロール 199
混合性尿失禁 119

■さ

最小介助 18
最大介助 18
最大吸気量(IC) 63
サイロキシン(T_4) 203
サイログロブリン(Tg) 203
左室補助循環装置(LVAD) 72
サルファマイロン(マフェナイドアクテート) 188
酸塩基平衡の異常 220
残気量(RLV) 63
三叉神経 128
酸素投与 41
酸素フード 45
酸素ボンベ 42

■し

シート植皮 191
自家移植片 191
視覚性立ち直り反応 139
弛緩性緊張 136
脂質 210

視床失語(皮質下性失語) 165
視神経 128
システムレビュー 10
ジストニア 136
姿勢固定反応 139
姿勢評価 98
姿勢変化 100
姿勢保持 151
持続気道陽圧 46
失韻律 165
疾患修飾性抗リウマチ薬 238
膝関節安定性テスト 95
失書症 165
失神 157
実践パターン 78
住居の寸法 29
重炭酸イオン(HCO_3^-) 199
主観的運動強度の評価 53
手技介入 29
手根管装具 124
出血時間 215
循環器疾患 78
循環器の診断 58
循環のアセスメント 54
上位運動ニューロン障害 153
硝酸銀 188
硝酸薬 223
上肢スクリーニングテスト 84
上肢対角線パターン 126
小児の反射検査 137
消費熱量,運動による 70

静脈性潰瘍 183
触診 39
褥瘡 164
　――の危険因子 8
触覚 141
除脳固縮 136
除皮質固縮 136
自立 18
自律神経異常反射 163
自律神経機能テスト 152
シロスタゾール 235
心エコー 58
心音 49
腎機能検査 207
心筋マーカー 208
神経因性疼痛評価スケール(NPRS) 251
神経筋
　――に推奨される実践パターン 169
　――に対する介入 161
　――の発達 130
神経検査 128
神経根 132
神経支配 132
神経伝導速度 158
人工換気 46
心雑音 50
心疾患患者の生活に関するアンケート 249
心疾患の危険因子 7
心室性期外収縮 62
心室性不整脈 72
新生児における呼吸不全 80

心臓
　――の解剖 47
　――の診断 58
　――のポンプ機能不全 79
心臓移植患者 73
心臓リハビリテーションのアウトカム 77
腎臓結石 164
身体計測, 退院時に評価しておくべき 32
身体的虐待 24
身体的リハビリテーション 132
伸展共同運動 167,168
心電図 58,61
振動覚 141
心拍数(HR) 50,70
真皮深層の熱傷 174
真皮浅層の熱傷 174
深部静脈血栓症(DVT) 60,164
　――の危険因子 9
心膜摩擦音 50
心理的虐待 25

す

髄液分析 217
髄節, 運動神経支配の 91
スクイーズテスト 94
スクリーニング
　――, 骨粗鬆症の 118
　――, 線維筋痛症の 117
図形認識 142
スルファジアジン銀 188

スルホンアミド系抗菌薬
　　　　　　　　235

■ せ

生化学検査　198
　―― の意味，リハビリテーションにおける　205
制酸薬　239
精神状態検査　149
精巣挙筋反射　134
成長因子，血小板由来の
　　　　　　　　195
静的安静装具　124
生理的反応，活動による　50
赤外線サーモグラフィ　185
脊髄ショック　136
脊髄神経の筋抵抗テスト　129
脊髄損傷者の問題　163
脊髄損傷における膀胱直腸機能の変化　154
脊柱前弯の増加　101
脊柱の平坦化　101
脊椎可動性　96
舌咽神経　128
舌下神経　128
赤血球　212
赤血球沈降速度(ESR)　214
摂食困難，潜在的な　26
切迫性尿失禁　119
セフェム系抗菌薬　234
セルフケア　111
線維筋痛症のスクリーニング
　　　　　　　　117
遷延皮弁　191
前屈運動　96

全失語　165
前進皮弁　191
全層の熱傷　174
全層皮膚移植片　191
選択的β遮断薬　232
全肺気量(TLC)　63
前方引き出し　94
喘鳴(ラ音)　34
前立腺特異抗原(PSA)　202

■ そ

総コレステロール　210
創傷床のアセスメント　185
創傷治癒における補助的な介入　194
創傷ドレッシング　189
創傷のケア　183
総蛋白(TP)　203,206
総鉄結合能(TIBC)　201
総ビリルビン　199
ソーミーブレーズ　123
足関節-上腕血圧指数　55
足底反射　134
速筋線維　125

■ た

体位ドレナージ　69
退院　32
体重減少プログラム　76
対称性緊張性頸反射(STNR)
　　　　　　　　138
大動脈内バルーンパンピング(IABP)　77
体力減退　78
立ち直り反射　138

他動的 ROM　89
多発性硬化症　123
痰　35
短下肢装具　124
単球　213
炭酸ガス分圧　199

■ち・つ

遅筋線維　125
中間線維　125
中枢神経興奮薬　240
中等度介助　18
聴診　34
聴神経　128
超低密度リポ蛋白(VLDL)　210
超皮質性失語　165
追加的社会資源　28

■て

低血糖　24, 75, 157
低比重リポ蛋白(LDL)　210
手タップ試験　151
鉄(Fe)　201
テトラサイクリン系抗菌薬　235
転位骨折　114
てんかん　157
電気熱傷　175
電子鼻(エレクトロニック・ノーズ)　185
伝導失語　165
転倒の危険因子　6

■と

頭蓋外傷　157
動眼神経　128
同期式間欠的強制換気　46
同種移植片　191
同種同系移植片　191
疼痛評価　85
　──のVAS　251
糖尿病　74
糖尿病性アシドーシス　157
糖尿病性足部潰瘍　181
糖尿病評価　21
逃避歩行　107
頭部前方突出　100, 103
動脈血ガス　216
毒性量, 薬剤の　218
トリグリセリド(TG)　203, 210
トリヨードサイロニン(T_3)　203
トレッドミルテスト　66
トロポニン　208
鈍覚　141

■な

内反膝　102, 103
ナトリウム(Na)　203
軟性装具　123

■に

二重エネルギーX線吸収測定法(DEXA)　113
二点識別覚　142
ニトロフラル(フラシン)　188

索引

乳酸 201
乳酸脱水素酵素(LDH) 201,208

尿検査 216
尿酸(UA) 204,207
尿失禁 119
人間工学 104

■ね

ネーザルCPAP 46
熱傷 174
―― の種類 175
―― の治療過程 180
―― の二次性合併症 177
―― の分類 173
熱傷域を推定するための9つの法則 176

■の

脳磁図 159
脳神経検査 128
脳性ナトリウム利尿ペプチド(BNP) 199,211
脳卒中 157
―― の共同運動パターン 168
脳卒中後感覚運動の回復評価 251
脳波検査 159

■は

把握反射 137
ハイアーチ(凹足) 103
肺活量 63
肺機能検査(PFT) 60

――, 動的な 64
肺疾患の危険因子 8
ハイドロゲル 190
ハイドロコロイド 189
肺の診断 63
肺容量 63
歯車様固縮 136
バシトラシン(ポリスポリン) 188
バタフライ骨折 114
白血球(WBC) 212
白血球分類 212
発声 35
鼻カニューレ 43
鼻指鼻試験 150
跳ね返り試験 151
バランス検査 147
バランス測定 148
バランス定義 18
バルク制御型 41
バルク法 66
ハローブレーズ 123
反射検査, 小児の 137
反射性交感神経性ジストロフィー 152

■ひ

皮下の熱傷 174
引き起こし反射 137
非言語的コミュニケーション 17
膝装具 124
皮質下性失語(視床失語) 165
ヒスタミンH_2ブロッカー 239

非ステロイド性抗炎症薬
　（NSAIDs）238, 241
非選択的β遮断薬　232
非対称性緊張性頸反射
　（ATNR）137
左側屈運動　96
引っこめ反射　137
皮膚移植　191
皮膚がん　186
皮膚疾患の診療パターン
　　　　　　　　　195
皮膚のアセスメント　172
皮膚反射　134
皮弁　191
肥満者　27
表皮の熱傷　174
ビリルビン　206
頻尿　119

■ふ

フィブリノゲン　215
フィラデルフィアカラー
　　　　　　　　　123
フェリチン　200
フォーム状ドレッシング
　　　　　　　　　190
不完全骨折　114
副神経　128
副腎皮質ステロイド　226
腹壁反射　134
浮腫のアセスメント　57
不整脈　61
物理療法，熱傷・損傷のため
　の　194
不動による影響　115

部分トロンボプラスチン時間
　（PTT）215
ブルース法　66
フルオロキノロン系抗菌薬
　　　　　　　　　235
プレアルブミン（PA）202
粉砕骨折　114
文書　245
分節骨折　114
分層植皮片　191
分葉核球　213

■へ

平衡反応　139
米国脊髄損傷協会分類　166
ペースメーカ　76
ベッド上安静の影響　19
ペニシリン系抗菌薬　235
ヘマトクリット（Hct）212
ヘモグロビン（Hb）212
変形性関節症　120
ベンチュリマスク　44
扁平上皮がん　187
扁平足（回内足）103
片麻痺装具　123

■ほ

膀胱直腸機能の変化，脊髄損
　傷における　154
歩行時間テスト　248
歩行同期　16
歩行の異常　107
保護伸展反応　139
ポジショニング，一般的な変
　形のための　192

索引

補助換気 46
補助呼吸 41
補助装置のチェックリスト 45
ボディメカニクス 104
ホモシステイン 211
ポリウレタンフィルム(薄型フィルム) 189
ホルモン系抗腫瘍薬 236

■ま

マグネシウム(Mg) 202
マクロライド系抗菌薬 235
マスク 43
末梢神経検査 128
松葉杖歩行練習 109
マフェナイドアクテート(サルファマイロン) 188
丸太様寝返り 138

■み

ミオグロビン 208
右側屈運動 96
眉間反射 135
脈拍のアセスメント 54

■め

迷走神経 128
メディエーター遊離抑制薬 226
メディケア 245

■も

網状移植 191
目標心拍数(THR) 70

■や

薬剤
　——, 熱傷治療で使用される 188
　—— の毒性量 218
薬剤濃度 218
薬物負荷試験 59

■ゆ

有茎皮弁 191
有酸素運動 70
遊離サイロキシン(FT_4) 203
遊離皮弁 191
指-(セラピストの)指試験 150
指の対立 150
指鼻試験 150
指指試験 150

■よ

葉酸(FA) 200
陽性支持反射 138
腰仙椎装具(ナイト型) 123
腰椎穿刺 159
腰椎前弯 103
腰部障害の予防 105
余暇活動 71
予備吸気量(IRV) 63
予備呼気量(ERV) 63

■ら

ラ音(喘鳴) 34
螺旋骨折 114

■ り

立位バランステスト 14
立体認知 142
利尿薬 233
リパーゼ 202
リハビリテーションのための子どもの能力低下評価法(PEDI) 250
リポ蛋白(a) 210
粒状滲出液吸収体(吸収性ドレッシング) 190
両側同時刺激 142

リン(P) 202
臨床的筋電図 158
臨床パターン，筋骨格系の状態による 121
リンパ管 56
リンパ球 213
リンパ系疾患 81
リンパ節 56

■ れ・ろ・わ

連合反応 138
ロイコトリエン拮抗薬 226
若木骨折 114